KB185584

드림

병원 갈 일 없는
대사 혁명

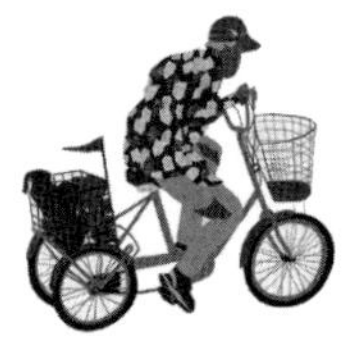

병원 갈 일 없는 대사 혁명

초판 1쇄 인쇄 2024년 12월 5일
초판 1쇄 발행 2024년 12월 10일

지은이 류은경
펴낸이 김형근
펴낸곳 서울셀렉션㈜
편 집 진선희 지태진
디자인 정현영

등 록 2003년 1월 28일(제1-3169호)
주 소 서울시 종로구 삼청로 6 대한출판문화협회 지하 1층 (우03062)
편집부 전화 02-734-9567 팩스 02-734-9562
영업부 전화 02-734-9565 팩스 02-734-9563
홈페이지 www.seoulselection.com

ISBN: 979-11-89809-74-4 13510

책 값은 뒷표지에 있습니다.
잘못된 책은 구입하신 서점에서 바꾸어 드립니다.

병원 갈 일 없는
대사 혁명

류은경 지음

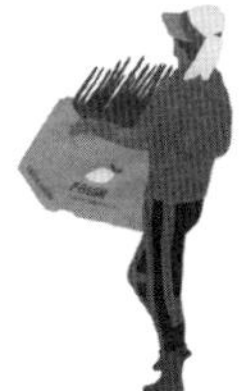

"아프지 않고 건강한
일상이 행복입니다."

서울셀렉션

들어가는 말 1

질병은 유전질환이 아닌 대사질환

대사질환은 반드시 회복된다

신약 개발 연구원으로 일하던 시절, 나의 꿈은 암세포만 깔끔하게 제거하는 항암제 개발이었다. 지금, 이 순간에도 신약을 연구하는 많은 연구자는 내가 꾸었던 꿈을 꾸고 있을 것이다. 암에 관한 한 현대 의학의 목표 역시 항암 치료제 개발과 암세포의 완전한 제거다. 암을 바라보는 이와 같은 관점에서 나온 암 치료 방법이 바로 대부분 사람에게 익숙한 3대 표준치료인 항암, 방사선, 수술이다. 그러나 100년이 넘는 항암 치료의 역사에도 암은 여전히 미정복 상태다.

현대 의학은 기계의학이자 화학의학이라 할 수 있다. 기기들을 사용해 수치를 측정하고 화학약품으로 증상에 대처한다. 화학약품과 기기들은 환자의 증상을 완화하고 비정상적인 수치를 정상 범위에 들도록 맞춰준다. 혈당 조절 약물로 혈당 수치를 맞추고, 고혈압약과 콜레스테롤저하제도 혈압과 콜레스테롤을 정상 수치에 맞게 조절해준다.

여기서 주목해야 할 점은 화학약품이 비정상 수치를 정상 범위에 들도록 조절하는 것은 꽤 잘하지만, 건강하게 만드는 것과는 거리가 멀다는 점이다. 수치가 정상 범위에 맞춰지면 마음은 편안하지만, 체력이 좋아지거나 몸이 더 건강해졌다고 느껴지지 않는 경우가 많다. 오히려 또 다른 증상, 즉 부작용 때문에 화학약품을 장기간 복용하는 사람들은 약의 가짓수가 점점 더 늘어나기 일쑤다. 이처럼 화학의학과 기계의학은 더 많은 환자를 만들어내고, 이런저런 검사 수치가 정상 범위를 넘어서는 사람은 누구나 어느 날 갑자기 환자가 된다.

사람의 몸은 자연의 일부이며, 따라서 자연의 질서에 가까울수록 건강하다. 사람은 숨을 쉬어 대기 중 산소를 들이마시고 나무 열매와 씨앗을 비롯한 다양한 식물과 물을 먹고 살아간다. 약 1만 2,000년 전, 농업혁명 이전 사람들은 열매를 채집하고, 물고기와 짐승을 사냥해 식량으로 삼았을 것이다. 사람은 이 지구 상에 함께 사는 모든 다른 동물들과 마찬가지로 자연에서 얻은 음식을 먹고 생명을 이어가는 존재다.

그러나 자연과 멀어지면서 사람은 질병을 얻게 되었다. 문명 발달로 자연 그대로의 음식은 줄어들고 공장에서 나온 가공식품이 늘어나고 여러 가지 화학물질이 첨가되기 시작했다.

표준 미국인 식단Standard American Diet, SAD은 절반 이상인

57%가 가공식품으로 채워져 있다. 이런 음식을 먹다 보니 사람들의 몸은 엉망이 되어버렸다. 경제 최강국인 미국은 건강 빈약국이 되었고, 세계 최대의 질병 공화국이자 질병 수출국으로 자리 잡았다. 어느새 병에 걸리는 것은 당연하고 약을 먹는 것도 자연스러운 일상이 되었다. 미국은 비만과 심혈관질환, 암 등 대사질환으로 고통받는 사람들로 가득하다. 미국에 가보면 우리나라와 아시아 국가 사람들이 상대적으로 얼마나 건강한지 실감하게 된다.

더 심각한 문제는 가공식품으로 망가진 몸을 고치기 위해 자연으로 돌아가는 것이 아니라 또다시 화학약품과 기기들에 의존하는 현대 의학의 접근 방식인 것이다. 이는 질병 중심 관점으로, 사람 몸 전체를 바라보는 것이 아니라 질병만 바라보는 관점의 의학이다.

의료인뿐만 아니라 누구나 '의학의 아버지'로 존경하는 히포크라테스도 질병만 바라보며 치료했을까? 그러지 않았다. 그는 질병보다 질병이 있는 몸을 더 중요한 치료의 중심으로 삼았다. 말기 암이나 난치성 질환을 기적적으로 해결한 의료인이나 이러한 병에서 기적적으로 치유된 사람들도 질병만 바라보는 관점에서 벗어나 질병이 찾아온 몸과 마음과 생활을 바꾸는 데 집중했다. 나 역시 이 같은 원리로 몸의 영양과 독소 상태를 확인하고, 스트레스가 많은 생활 습관 개선을 통해 질병 없는 몸을 만드는 것을 연구하여 알리고 있다.

내가 운영하는 완전해독연구소가 알려지면서 감사하게도 수많은 분이 찾아온다. 선천성 유전자 결손 질환부터 고혈압, 고지혈증, 당뇨, 유방암, 폐암, 갑상선암, 담도암, 신장암, 신장이식, 호지킨림프종, 혈액암, 전립선암 등을 가진 환자들이다. 2세 아이부터 시작해 10대에서 80대까지 전 연령층의 다양한 질환이 있는 분들을 만나고 있다.

상담받고 가신 분들은 짧게는 2주에서 한 달 정도 만에 몸의 신진대사와 체력이 좋아져 몸이 건강해진 느낌이라고 이야기한다. 약 4~6개월 정도 지나서는 예전과 몸이 확연하게 달라졌다는 분들도 많다. 나는 암 전문의도 아니고 사람의 질병을 다루는 의사도 아니다. 그런데 왜 많은 환자가 찾아오고 좋은 변화를 느끼는 것일까?

아마도 질병의 증상을 완화하는 방법보다는 몸의 신진대사와 세포가 건강해지는 법, 즉 매일의 건강한 식사법을 안내하기 때문일 것이다. 우리 연구소에서는 주로 우리 몸의 가장 기본인 세포와 조직과 장기, 몸 전체 환경을 영양과 해독의 원리로 바꿔가는 것에 집중하고 있다. 더 나아가 스트레스로 인한 자율신경계의 기능 이상과 마음 건강 상태, 생활 습관까지 체크한다. 몸과 마음과 삶이 조화롭게 어우러지는 방법에 관해 환자와 이야기를 나눈다.

나는 우리 삶에서 자연의 질서를 회복하면 몸이 다시 건강해진다고 믿는다. 실제로 그렇게 실천한 환자들은 건강을 되찾고 있다. 몸의 환경을 개선하면 길게는 1년에서 1년 반, 짧게는 4개월 정도면 몸이 변하는 것을 확연하게 느낄 수 있다. 여기에 건강한 마음을 더하면 약과 주사와 수술이 필요 없는 무병장수의 삶을 살 수 있다. 어떤 질환이 있다면, 이제는 증상완화제인 약을 먹으면서 다 나았다고 믿기보다는 자기 몸의 건강한 신진대사 회복에 집중해나가길 바란다. 사람의 몸과 마음은 이미 그런 능력을 갖추고 있다. 병에 쉽게 걸리지 않도록 설계되어 있다.

나는 이 책을 통해 많은 이들이 오해하고 있는 것, 즉 질병을 유전질환으로 바라보는 시각을 바로잡고 싶다. 질병은 유전질환이 아니라 대사질환이다. 대사질환은 우리 몸이 회복되면 반드시 물러간다는 사실을 꼭 알리고 싶다. 우리 몸의 세포는 놀라운 자생력으로 지금, 이 순간에도 새롭게 만들어지고 있다.

이 책 1장은 암이 유전질환이 아닌 대사질환임을 다각적으로 이해할 수 있도록 안내했다. 암이 대사질환이라는 것을 분명히 이해한다면, 방사선 치료나 항암요법에만 의존하는 것이 아니라 몸 전체의 환경을 좋게 만드는 방법과 실천법을 배울 수 있다. 암 사망률의 90%를 차지하는 전이에 대한 불안을 낮추고 암과 상관없는 몸으로 가는 길을 제시한다.

2장은 혈당 대사와 상관관계가 높은 당뇨에 관해 다루었다. 혈당 대사는 당뇨에만 그치지 않고 고혈압, 고지혈증과 지방간, 각종 심뇌혈관질환까지 몸 전체에 지대한 영향을 미친다. 혈당강하제와 일부 혈관질환 약에만 의존해서는 잘 치료되지 않음을 이해할 수 있다. 나아가 혈당 대사와 혈관질환 예방법도 제안하였다.

3장은 원활한 신진대사를 위한 장 건강을 다뤘다. 아무리 좋은 음식을 먹어도 영양소가 제대로 몸에 흡수되지 않으면 세포는 망가지고 질병으로 이어진다. 불필요한 대사산물이 잘 빠져나가는 것도 중요하니, 영양과 해독의 관건은 장 건강에 달려 있다고 해도 과언이 아니다.

장내 미생물이 면역질환과 비만, 뇌 건강 등 몸 전체에 미치는 영향과 장내 미생물 대사에 관해 설명한다. 장내 미생물에게 좋은 환경을 만들기 위해 항생제를 바르게 이해하고 남용이 아닌 활용하는 방법을 안내한다. 생명의 원리인 영양과 해독을 생활 속에서 간편하게 실천하는 방법도 안내한다.

4장은 대사가 이루어지는 핵심인 효소를 이해하는 장이다. 세포 대사부터 소화, 흡수, 면역, 혈액순환, 장내 미생물의 영양소 합성에 이르기까지 이 모든 과정에 관여하는 효소 없이는 우리는 살 수 없다. 효소를 이해하고 섭취하는 방법, 효소를 늘리는 건강한 삶의 방식을 안내한다.

현대 의학은 교통사고나 급한 수술이 필요한 응급의학 분야에서는 단연코 매우 뛰어난 효과를 발휘한다. 그러나 약과 수술로만 치유할 수 없는 대사질환은 병원 치료만으로는 한계가 있다. 이런 사실을 알면서도 병원에만 의지하는 사람들이 생각보다 많다. 병원의 도움이 필요할 때는 적절히 활용하면서도 스스로 챙겨야 할 건강 영역은 자신이 책임지는 주체 의식을 길러야 한다는 점을 모든 독자에게 말씀드리고 싶다.

이 책을 통해 병원과 약에만 수동적으로 의지하지 않고 자기 스스로 주도하는 건강한 삶을 만들어갈 수 있기를 기대한다. 누구나 병마에서 벗어난 건강한 몸으로 전환할 수 있다. 하루라도 더 빨리 아픈 사람이 줄고 건강한 삶을 누리는 사람들이 늘어나길 바라는 마음이 간절하다.

들어가는 말 2

암 역시 대사질환이다

암은 반드시 회복된다

"제발 부탁하는데 당신의 목숨을 지키고자 애쓰는 우리를 도와주십시오. 몇 시간 동안 진지하게 고민해보고 단 몇 줄이라도 답장을 보내 우리의 노력이 헛수고가 아니라는 사실을 알려주시기를 바랍니다."

1차 세계대전이 발발하자 기병대로 입대한 한 젊은이에게 군 복무를 중단하고 의학 연구에 전념하라고 권하는 알베르트 아인슈타인Albert Einstein의 편지 중 일부다. 이 젊은이는 독일 생화학자인 오토 하인리히 바르부르크Otto Heinrich Warburg다. 이후 아인슈타인의 권고를 받아들여 연구에 전념한 바르부르크는 암세포는 산소가 충분한 상태에서도 정상세포처럼 산소 호흡을 하지 않고 포도당 대사를 통해 에너지를 생성한다는 이른바 '바르부르크 효과Warburg Effect'를 발견해 1931년에 노벨 생리의학상을 수상했다.

이 발견은 암 대사 연구의 중요한 기초가 되었으며, 암세포의 에너지 대사인 포도당 대사를 타깃으로 한 새로운 치료법 개발의 실마리를 제공했다. 예를 들면, 암세포에 포도당을 공급하지 않는 방법이나 암세포의 '발효 호흡'을 억제하는 약물 연구 등이다. 이런 연구들은 암세포에 에너지가 공급되는 것을 차단하여 암세포의 성장을 억제하려고 시도한다. 또한 암세포의 포도당 흡수율을 측정함으로써 암 진단 및 예후 평가에 기여하는 성과를 거두기도 했다. 바르부르크 효과의 발견은 암세포의 독특한 대사적 특성을 활용하여, 암세포만 표적으로 삼는 맞춤형 항암 치료의 가능성을 열었다.

하지만 암세포의 대사 경로는 매우 유연하다. 포도당 대사를 차단하면 지방산이나 아미노산 대사를 이용하기도 한다. 따라서 암세포에 대한 에너지 공급을 차단하여 암 성장을 억제하려는 시도는 일부 성공하기도 했지만, 정상세포에 나쁜 영향을 미치거나 특정 암세포에만 작용하고 그나마도 매우 제한적인 효과를 보이는 한계가 있었다.

이후에도 항암제를 개발하기 위한 노력은 계속되었고, 2차 세계대전이 한창이던 1940년대 초반 머스터드 가스가 림프종 세포를 죽이는 효과가 있음이 발견되면서 질소 머스터드nitrogen mustard를 이용한 최초의 항암제가 개발되었다. 이후 1990년대에는 만성골수성백혈병 환자를 위한 최초의 분자표적치료제 이마티닙imatinib이 개발되었고, 2000년대에는 항체 기반 치료제들이 림프종과 양성 유방암 치료에 사용되기 시작했다.

최근에는 환자의 면역체계와 면역 세포를 이용한 면역항암제와 면역치료법이 개발되었다. 그러나 최첨단 면역치료 역시 다른 치료법들과 마찬가지로 심각한 문제점이 드러나기도 했는데, 면역체계를 과도하게 활성화하여 면역 관련 부작용autoimmune reactions이 발생했다.

이러한 다양한 암 퇴치 노력에도 '암은 현대 의학이 치료할 수 있는 질병인가?'라는 질문에 오늘날 누가 확실하게 '그렇다'라고 대답할 수 있을까? 인류는 여전히 암의 극복이라는 희망을 안고 캄캄한 터널을 지나는 중이다. 안타깝게도 아직까지 확실한 희망의 불빛이 보이지 않고 있다.

사실 오토 바르부르크가 노벨상을 수상한 1930년대는 매우 흥미로운 시기로, 막스 거슨Max Gerson이라는 뛰어난 의료인이 맹활약을 펼친 시기이기도 했다. 당시 거슨은 식사요법으로 여러 난치병을 치료했으며, 그에게 치료받은 환자 중에는 결핵을 앓고 있던 앨버트 슈바이처 박사의 아내 헬레네도 있다. 그가 후에 암을 치료하는 데 주력하면서 유기농 채소와 과일주스, 커피관장으로 요약할 수 있는 '거슨요법Gerson therapy'을 개발, 놀라운 성과를 거두었다는 사실은 오늘날에도 시사하는 바가 크다. 만일 암 치료를 향한 인류의 노력이 암세포를 물리적으로 공격하는 방법보다는 몸의 대사를 통해 암세포를 무력화시키는 거슨 쪽으로 방향을 잡았다면 그 결과가 지금보다는 훨씬 낫지 않았을까 생각한다.

거슨의 치료법은 대체의학으로 분류돼 이후 침체기를 겪은 데 반해 바르부르크 효과를 기반으로 한 암 대사 연구는 이후 많은 과학자가 발전시켜 암세포에서 미토콘드리아의 기능 변화를 연구하는 방향으로 나아갔다. 이들 중 주목할 만한 사람은 존스 홉킨스 의과대학의 생화학 및 종양학 교수인 폴 L. 페데르센Paul L. Pedersen으로, 암세포의 대사적 특성을 밝혀냈다. 페데르센은 암세포가 정상세포와 확연히 다른 점으로 미토콘드리아 기능이상으로 산소호흡이 비효율적으로 이루어지며, 주로 포도당을 분해하는 해당과정解糖過程에 의존한다는 가설을 세우고 이를 증명했다. 이는 바르부르크 효과와 일맥상통하는 연구이다.

바르부르크 효과와 페데르센의 연구에 이어 암의 본질을 더욱 명확히 한 학자가 등장했다. 보스턴대학의 생화학 유전학자 토머스 세이프리드Thomas Seyfried로 암이 대사질환임을 규명했다. 그는 2012년에 출간한 『암은 대사질환이다: 암의 기원 및 관리와 예방에 대하여*Cancer as a Metabolic Disease: On the Origin, Management, and Prevention of Cancer*』에서 암은 체세포 유전자 돌연변이에 의한 것이 아니라, 에너지 대사에 문제가 생긴 대사질환이며, 미토콘드리아 기능이상이 암 발생의 핵심 요인이라고 주장한다. 이 책은 2015년에 같은 제목으로 국내에서도 출간되었다.

세이프리드는 암을 대사질환으로 규명하는 과정에서 분자생물학적 지식을 적극적으로 활용했다. 특히 암세포의 미토콘드리아 기능 장애, 유전자 발현 조절, 그리고 암세포의 대사적 특성을 분자 수준에서 설명함으로써 현대 암 연구의 분자생물학적 이해와 긴밀히 연결되어 있다. 인류의 암 퇴치를 위한 지난한 투쟁은 결국 돌고 돌아 거슨처럼 대사에 다시 주목하게 된 셈이다.

물론 의학적인 발전이나 암 퇴치에서 진보가 이뤄지지 않은 것은 아니다. 20세기 중반부터 인류 건강의 최대 위협인 암의 주요하고도 유력한 원인 중 하나로 미토콘드리아의 기능 장애를 주목하게 되었다. 미토콘드리아는 우리 몸의 세포 내에서 포도당과 산소를 이용해 세포가 사용하는 에너지 ATPAdenosine Triphosphate(아데노신3인산)를 생성하는 일종의 세포 내 발전소다.

그렇다면 어떤 요인들이 미토콘드리아를 손상시킬까?

암을 대사질환으로 여기는 학자들과 의료진의 의견은 다음과 같다. 미토콘드리아 손상은 미토콘드리아 DNA 돌연변이(미토콘드리아는 자체 DNA를 갖고 있다)와 같은 유전 요인, 환경 요인, 만성질환, 노화 같은 생리 요인, 그리고 영양 및 생활 습관 요인 같은 후성유전학적 문제로 발생한다.

이러한 요인들 가운데 미토콘드리아 DNA 돌연변이를 제외하면 환경 요인과 영양 및 생활 습관 등 개인이 쉽게 조절하고 관리할 수 있는 요인들이 많다. 건강한 생활 습관과 적절한 영양을 통해 미토콘드리아 손상을 예방할 수 있다는 말이다.

바르부르크가 노벨 생리의학상을 수상한 지 90여 년이 지난 지금에야 인류는 인체 전체의 신진대사와 개별 세포의 이상, 특히 미토콘드리아의 기능 이상에 의한 신진대사 장애에 주목하게 되었다. 이는 특정 부위에 통증이 있을 때 그 부위만 치료할 것이 아니라 생활 습관과 식습관, 스트레스 관리 등 전체적인 건강 상태를 개선함으로써 통증의 근본 원인을 해결하려는 이른바 '전체론적 접근Holistic approach' 치료 방법의 중요성에 새삼스럽게 주목하게 된 것이다.

전인치유와 매우 비슷한 의미로 사용되는 전체론적 접근 치료는 사실 대부분 문화권에서 오랜 기간 이어져온 전통 치료법이기도 하다. 이런 관점에서 보면 현대의학은 길어야 고작 300년에 불과한 신생의학으로 5,000년이 넘는 전통의학과는 비교가 되지 않는다. 전통 치료법을 현대의 건강법으로 표현한다면 바로 생활 습관 개선일 것이다. 많은 의료 전문가들은 이제 전체론적 접근 치료에 대해 의료계뿐만 아니라 모든 이들에게 관심을 가져달라고 촉구하고 있다. 건강한 생활 습관으로 신진대사와 세포 영양을 개선하는 것이 암 예방과 관리에 중요한 역할을 한다는 점을 강조하면서 말이다.

미국에서 시작된 생활습관의학Lifestyle Medicine, LM은 질병 중심의 증상 완화의학에서 만성질환의 원인을 파악하여 대처하는 방향으로 나아가며 질병 퇴치 패러다임을 바꾸어가고 있다. 자연식물식, 신체활동, 회복적 수면, 위험물질 회피, 스트레스/회복탄력성, 사회적 연결과 긍정심리학을 중요하게 여기고 있다. 이는 자주 입에 오르는 블루존Blue Zone 사람들의 라이프 스타일과도 다르지 않다.

앞에서 언급한, 이미 100여 년 전 전체론적 접근으로 탁월한 치료 성과를 보여준 거슨은 당시 치료가 불가능했던 말기 암 환자들까지 치료했다. 역시 당시엔 불치병이었던 피부결핵과 천식, 알레르기, 신장 질환, 뼈 질환 등 다양한 질환을 치료했는데, 전체론적 치유 개념으로 접근했을 때 거의 모든 질병을 해결할 수 있음을 보여주었다. 그가 사용한 방법은 약이나 주사가 아닌 세포 건강과 온몸의 신진대사에 초점을 둔 식사법과 다양한 해독 치료였다.

'전체론적 접근'을 실천하는 주류의학계 인물로 미국의 통합의학과 대체의학 분야에서 유명한 의사인 나샤 윈터스 박사Dr. Nasha Winters를 들 수 있다. 본인이 암 환자였던 윈터스 박사는 자연치료법, 식단, 생활 습관 개선 등을 통한 암 관리를 치료의 중심으로 삼고, 암 환자들에게 신체, 정신, 환경 등 여러 요소를 고려한 포괄적인 맞춤형 치료를 권장하고 있다.

미국의 가정의학 전문의이자 영양학 전문가인 조엘 펄먼 박사Dr. Joel Fuhrman는 음식을 통해 암과 같은 만성질환을 극복하는 방법인 '뉴트리테어리언Nutritarian 식이요법'을 개발했다. 뉴트리테어리언 식이요법은 칼로리가 적으면서도 비타민, 미네랄, 항산화제, 식물 화학물질 등의 영양소가 풍부한 음식을 중요하게 여긴다.

자연치유와 생활 습관 개선을 강조하는 유명한 건강서 전문 작가 레이먼드 프랜시스Raymond Francis는 암세포의 대사에 집중한다. 프랜시스는 자신의 저서 『다시는 암을 두려워하지 마라 *Never Fear Cancer Again*』에서 세포의 영양과 해독 능력, 긍정적인 심리요법으로 암 환자가 나을 수 있음을 여러 암 환자들의 사례를 통해 설명한다.

국내에서도 일군의 자연치료 및 전인치료 의료진과 의학자들이 인체의 신진대사 기능을 통해 암과 같은 난치병을 치료해야 하며, 3대 표준치료만이 능사가 아니라고 목소리를 내기 시작했다. 이에 따라 생활 습관 의학과 대사에 중점을 둔 치료가 활성화하고 있다.

하지만 주류의학계와 대다수 국민은 아직 이와는 거리가 먼 전통적—사실, 생활 습관 의학과 대사 치료가 더 전통적이지만—치료법에 매달리고 있다.

몸 전체가 건강해야 병이 낫는다는 것은 모두가 알고 있다. 그러나 특정 질병에 걸리면 불안한 마음 때문인지 몸 전체를 건강하게 돌보려고 하기보다는 병원에서 진행하는 해당 질병에 대응하는 치료에만 의지할 때가 많다. 그러면 자신의 병과 치료에 관한 주도권을 잃은 채 수동적으로 치료받게 된다.

우리는 지금 지식과 정보의 시대에 살고 있지만, 인류가 축적해온 질병 및 의료에 관한 전통적 지식과 정보는 종종 간과되고, 19세기 후반 세균설 이후 발전한 현대 의학에 주로 의존하고 있다. 증상만을 다루기보다는, 몸의 전체적인 대사와 원인을 고려하는 통합적인 접근이 필요하다. 전통과 경험에 기반한 의료 지식과 현대 의학의 증상 관리 중심의 치료법이 서로 배척하는 야만의 시대를 끝내고, 이제는 상호 보완적으로 활용해야 한다. 의학의 목표는 어느 한쪽의 우월성을 따지는 것이 아니라, 아프지 않고 건강하게 살아가는 세상을 만드는 것이다. 의료 생활과 질병 예방 및 치료 방향에 대한 전면적인 전환이 이루어지고, 올바른 의료 상식이 널리 퍼지는 새로운 시대가 조속히 오기를 기대한다.

들어가는 말

1장 암은 대사질환이다

알쓸건잡

2장 **당뇨는 병이 아니다**

3장 장은 스스로 생각한다

4장 효소 없이는 살 수 없다

1장

암은 대사질환이다

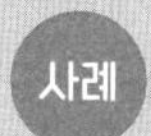

3기 전립선암이 4개월 만에 사라지다

72세 김영국(가명) 씨는 병원에서 전립선암 3기 진단을 받고 큰 충격을 받았다. 수술 날짜를 받아놓고 고민하던 중 수술하더라도 재발과 전이에 대한 불안과 두려움으로 고통이 끝나지 않을 것 같다는 생각에 식습관과 생활방식을 먼저 바꿔보기로 마음먹었다.

김영국 씨는 과일과 채소 중심의 식사를 하고 매일 꾸준히 운동했다. 2개월 만에 50년 동안 밤마다 힘들게 했던 불면증이 사라지고 깊은 잠을 잘 수 있게 되었다. 희망이 생겼다. 완전히 암을 사라지게 만들고 싶은 마음에 우리 연구소에서 상담을 받고 신진대사 활성에 더욱 집중했다.

미움과 원망이 교감신경을 자극하고 암을 키운다는 말에 김영국 씨는 자기를 크게 배신했던 사람을 용서하기로 마음먹고, 어려웠지만 그렇게 했다.

4개월이 지난 후 김영국 씨는 병원에서 다시 검사를 받았는데, 암이 사라졌다는 판정을 받았다. 그는 70대로 들어선 나이지만 자신이 좋아하는 일을 하면서 다시 일어서기 위해 준비하고 있다.

암은 유전질환이 아니라 대사질환이다

눈매가 선하면서 서늘한 느낌을 주는 30대 초반 여성이 필자가 운영하는 완전해독연구소에 상담받으러 왔다. 우리 연구소를 찾는 분들은 대개 50~60대 혹은 그 이상이어서 무슨 일로 이렇게 젊은 사람이 왔을까 궁금했다. 호기심을 누르며 마주 앉았다.

초등학교 교사. 이름은 지원. 한 30분 정도 지원 씨의 이야기를 들었다. 인생에서 가장 반짝거려야 할 나이의 이 젊은 여성 마음은 온갖 질병에 대한 걱정으로 가득했다. 더욱이 아버지가 대장암 수술을 받은 후여서 지원 씨도 암에 대한 공포에 완전히 사로잡혀 있는 듯했다.

2년 전 아버지가 대장암 수술을 받고 현재 치료 중이었고, 지난 5년 동안에 조부모 네 분 중 세 분이 췌장암과 전립선암 등으로 돌아가셨다. 게다가 50대 초반인 막내 이모가 현재 혈액암으로 병원 치료를 받고 있었다. 그 이모는 어렸을 때 가정 형편으로 잠시 외갓집에서 지냈던 지원 씨가 그 누구보다 더 의지하며 가깝게 지낸 사람이었다.

이야기를 듣고 보니 그 서늘한 눈매에서 풍기는 차분한 느낌이 우울한 기운 때문이었음을 알게 되었다. 집안에 한 사람이라도 암 환자가 생기면 일상이라는 게 없어지고 힘들기 마련이다. 그러니 누구라도 지원 씨 처지가 되면 암에 대한 엄청난 공포와 우울감을 느끼지 않을 수 없으리라.

'흠… 어디서부터 시작해야 할까.'

나는 우선 지원 씨의 마음을 안정시키기로 했다. 그러려면 지원 씨가 암에 대해 오해하고 있는 부분부터 풀어주어야 했다.

암은 가족력일까?

암은 유전자에 의해 발병하는 유전질환이 아니고 대사질환이다. 현 단계에서 DNA가 아무런 영향도 미치지 못한다고 말하기는 어렵지만 그 영향은 기껏해야 5~10% 정도다. 이것은 이미 여러 연구 및 임상 실험을 통해 밝혀졌다. 그러니 지원 씨처럼 가족 중에 암 환자가 많이 생겼다고 해서 자신도 반드시 암에 걸릴 것이라고 불안해하지 않아도 된다.

하지만 암을 가족력이라 생각하는 사람이 의외로 많다. 가족 구성원들이 하나둘 암에 걸리니 자연스럽게 그런 불안감이 들 것이다. 사실 그런 현상은 유전이나 가족력 때문이 아니라 식습관과 생활 습관을 공유하기 때문에 나타날 뿐이다. 암은 나쁜 식습관과 생활 습관 및 스트레스로 인해 생기는 대사질환이다. DNA 때문이 아니다.

대사metabolism란 무엇일까? '생물체가 몸 밖으로부터 섭취한 영양물질을 몸 안에서 분해하고 합성하여 생명 활동에 사용하고 필요하지 않은 물질을 몸 밖으로 내보내는 작용'으로, 물질대사 또는 신진대사의 줄임말이다. 이 정의를 암이 대사질환이라는 명제에 적용해보면, '암은 몸 안에 쌓인 독성 물질을 잘 내보내지 못해서, 다시 말해 대사를 잘하지 못해서 생긴다'는 뜻이 된다.

'암은 대사질환'이라는 말이 대부분 한국인에게 생소하게 들릴 수 있지만, 사실 최근에 나온 개념이 아니다. 미국 보스턴대학에서 생물학, 유전학, 생화학을 가르치는 토머스 세이프리드 교수는 자신의 저서 『암은 대사질환이다: 암의 기원 및 관리와 예방에 대하여』에서 암을 분자생물학적으로 분석해 암이 대사질환임을 명쾌하게 밝혀내 학계와 일반의 큰 주목을 받았다.

사실 이런 전문 연구서를 통해 드러난 결과가 아니더라도 임상 경험이 풍부한 의사들은 암이 대사질환임을 이미 잘 알고 있다.

외과 전문의로 수많은 암 환자를 수술했고 현재 통합 치유를 중심으로 하는 하나통합의원을 운영 중인 전홍준 박사는 자신의 저서 『내 몸을 살리는 생명 리셋』에서 이렇게 이야기한다.

"암 환자에게는 항암제를 쓰는 식으로는 치료가 잘되지 않기 때문에 그 사람의 몸과 마음 전체를 치료하는 전인치유 의학Holistic medicine 곧 시스템의학 쪽으로 나아가야 한다."

전인치유의학(통합의학)은 병의 원인이 잘못된 식습관과 생활 습관, 마음가짐에 있다고 보고 병의 증상보다는 병의 원인 치유를 강조한다. 전홍준 박사 역시 암을 대사질환으로 보고, 환자의 사고방식과 생활방식, 생활 습관 등을 교정해 환자를 치유하고 있다.

공중보건이 일상화되기 시작한 20세기 중후반부터 인류의 질병 유형이 급성 세균성 질환에서 만성 퇴행성 질환 중심으로 바뀌기 시작했다. 만성 퇴행성 질환이란 고혈압, 당뇨, 고지혈증, 비만 같은 대사장애와 3대 사망원인 질환(암, 심장병, 뇌혈관 질환), 만성통증, 만성 염증 질환, 자가면역질환, 알츠하이머, 치매, 파킨슨병, 우울증, 불면증 같은 정신신경 질환 등을 말한다. 전홍준 박사는 이런 질병을 치료하기 위해 환자의 질환에만 대처하는 대증요법에서 벗어나 인간 전체를 바라보고 치료에 임하는 이른바 전인치유 방법으로 전환해야 한다고 말한다.

지원 씨는 일단 암이 가족력이 아니라는 말에 크게 안도하는 듯했다. 관련 주제의 책을 추천해달라고도 했다. 사실 상담하면서 내담자에게 가장 듣고 싶은 말은 내담자들이 이처럼 스스로 공부하겠다는 말이다. 자신이 왜 병에 걸렸는지, 그 병을 치료하려면 어떻게 해야 하는지를 알기 위해서는 자기 주도적인 학습이 꼭 필요하고 또 무척 중요하기 때문이다. 마음가짐을 어떻게 가지고, 무엇을 먹거나 먹지 않을지 같은 문제를 다른 사람이 어떻게 대신 결정해줄 수 있겠는가.

병원은 건강을 책임지는 곳이 아니다

병원이나 의료진은 환자의 건강을 책임지는 곳이 아니다. 병을 책임지는 곳이다. 오늘날 현대 의학은 대부분 병의 원인보다는 병의 증상을 중심으로 치료한다. 증상을 치료했다고 해서 건강이라는 결과가 반드시 따라오는 것이 아니다. 때로는 증상을 치료하다가 건강이 악화하기도 한다.

안타깝게도 건강은 이제 우리 각자가 알아서 챙겨야 하는 영역이 되었다. 어떻게 하면 건강하게 살아갈 수 있는지 제대로 가르쳐주는 곳은 없다. 무슨 음식을 어떻게 먹어야 몸이 건강해지는지 체계적으로 교육해주는 곳도 없다.

이렇게 말씀드리면 TV의 건강 관련 프로그램을 떠올리는 분들이 있을 것이다. 이런 프로그램들이 건강하게 사는 법, 건강하게 먹는 법을 알려준다고 말한다. 하지만 그런 건강 프로그램의 진행과 구성을 살펴보면 꼭 그렇다고 이야기하기 어렵다.

심장병 전문의가 출연하는 건강 프로그램을 한 예로 들어보자. 그런 프로그램은 대체로 다음과 같이 편성된다. 심장병 전문의들이 출연해 심장병의 원인이나 증상, 대처 방법 등을 설명해준다. 시청자는 매우 유익한 내용이라고 생각하며 보게 된다. 그런데 프로그램 내용은 어느새 최신 스텐트 시술에 관한 소개로 흘러간다. 시청자들은 본인도 그러한 급박한 상황에 놓이게 되면 어떡하나 하는 심정으로 그 내용에 빨려들어간다. 화면에는 첨단 의료 장비와 새로운 치료법, 신소재 등이 소개된다. 시청자들은 자신과 가족에게 생길지도 모를 심혈관질환에 대비해 이러한 정보에 귀를 쫑긋 세우고 집중하게 된다.

하지만 이러한 건강 프로그램이 잘 알려주지 않는 정보가 있다. 그건 심장병 예방에 관한 부분이다. 심장병을 예방하려면 평소 어떤 음식을 먹어야 하는지, 조심해야 하는 음식들엔 어떤 것들이 있는지, 어떤 운동은 괜찮고 어떤 운동은 피하는 게 좋은지, 어떤 생활 습관이 심장 건강에 도움을 주는지, 또 어떤 습관은 고쳐야 하는지는 충분히 언급하지 않는다.

지원 씨는 학창 시절에 열심히 공부해 아이들을 가르치는 교사가 되었고, 교사로서 보건학 지식을 충분히 갖고 있었다. 그런데도 건강을 지키고 병에 걸리지 않으려면 어떤 식습관과 생활방식을 가져야 하는지는 잘 모르고 있었다.

필자의 이야기를 들은 지원 씨는 오늘날 자신을 포함한 일반인들이 처한 상황에 대해 큰 그림을 볼 수 있게 된 듯했다. 지원 씨의 이야기를 더 들어보니 지원 씨네 모계 쪽으로 암에 걸린 사람들이 더 있었다.

암아, 너는 누구냐? 암세포의 특징

MIT 대학 생물학과 로버트 앨런 와인버그Robert Allan Weinberg 교수가 쓴 『암의 생물학*The Biology of Cancer*』은 암 생물학에 관한 표준교과서로 널리 사용된다. 그 책에서 와인버그 교수는 암의 특징을 6가지로 요약했다. 이 특징들은 암을 잘 이해할 수 있게 도와준다.

첫째, 암은 무제한 성장한다.

암세포는 스스로 '분자 성장 인자molecular growth factors'를 만들어내어 무분별하고 무제한으로 자란다. 그래서 암세포는 공포스럽다.

둘째, 종양 억제 유전자 활동이 억제된다.

정상세포는 세포분열이 멈추는 휴지기를 갖는다. 종양 억제 유전자가 잘 작동하기 때문이다. 그러나 암세포는 종양 억제 유전자의 지배를 받지 않고 비정상적으로 증식한다.

셋째, 세포자살apoptosis 프로그램이 손상되어 있다.

정상세포는 손상되면 스스로 죽게끔 프로그램되어 있다. 단백질 시토크롬 시cytochrome C가 방출되어 세포자살이 이루어지는데, 미토콘드리아가 이 과정에 관여한다. 하지만 암으로 미토콘드리아가 손상되면 세포자살이 이루어지지 못한다.

넷째, 암은 무한 복제 능력이 있다.

정상세포는 특정 횟수를 분열하고 나면 죽는다. 세포 내 자율 프로그램이

○◇○◇○◇○◇○◇○◇

작용해 세포가 늙어 죽도록 하는 것이다. 하지만 암세포는 정상세포와 달리 복제에 한계가 없는 불멸의 분열 능력이 있다.

다섯째, 암은 새로운 혈관을 계속 만들어낸다.

암세포는 혈관 신생 능력을 지녔다. 혈관이 잘 발달한 암일수록 전이가 쉽게 일어난다. 암세포는 증식 인자를 분비해 주변 세포를 자극하여 혈관 형성을 촉진하고, 암이 더 잘 성장할 수 있는 미세환경microenvironment을 만든다.

여섯째, 조직 침습과 전이가 된다.

전이는 암으로 인한 사망의 90%를 차지한다. 암 생존율을 높이려면 전이가 일어나는 대사를 차단하는 것이 중요하다. 암의 전이는 유전자 때문이 아닌 후성유전학적 변화로 발생하는 것으로 보인다.

암의 이러한 특징들은 암이 단순한 유전자 질환이 아니라 복잡한 대사질환임을 알게 한다. 대사질환 앞에 '복잡한'이란 단어를 붙였지만, 대사는 잘 먹고 잘 자고 잘 배출하면 되는 일이니, 사실은 복잡하거나 어려운 것이 아니다.

암은 국소질환이 아니라 전신질환이다

"암이 가족력이 아니라면 왜 우리 집안에는 암 환자가 유독 많을까요? 외가 쪽은 아예 암 밭 같아요. 할머니는 췌장암, 큰외삼촌은 위암, 외숙모는 자궁암, 작은외삼촌은 전립선암에 걸리셨어요. 그래서 저를 비롯한 우리 식구들 모두는 늘 불안해해요."

"너무 안타깝네요. 지원 씨 가족처럼 유독 암 환자가 많은 집이 있긴 해요. 그래서 암이 유전질환이 아닐까 하고 생각하는 분들이 많아요. 하지만 수많은 연구 결과를 보면 그렇지 않아요. 유전의 영향은 5~10% 미만으로 밝혀졌어요.

후성유전학에서는 우리가 먹는 음식이나 숨 쉬는 공기, 운동, 스트레스 같은 요소들을 암유전자가 발현되는 환경으로 보아요. 이런 환경 요인이 암 발생의 90% 이상을 차지한다고 보는 거지요.

그러니 '가족력 = 유전자' 가 아니라 '가족력 = 가족의 비슷한 생활 습관' 으로 보는 것이 더 정확할 거예요. 함께 오래 살다 보면 가족 구성원들의 식습관이나 생각, 생활방식, 습관 등이 비슷해지잖아요.

좋은 생활환경이든 나쁜 생활환경이든 가족 구성원 모두에게 같은 영향을 미치게 되니 질환 역시 비슷하게 나타나는 거죠.

나쁜 생활 습관이 몸에 배면 가족 중 남성은 전립선암, 여성은 자궁암이 잘 나타나요. 성별에 따라 다른 종류의 암으로 나타났지만, 같은 원인에 의해 암이 발병한 것이라는 뜻이지요. 만약 생활 습관을 바꾸지 않는다면, 종양을 제거해도 재발하거나 다른 장기로 전이될 확률이 매우 높습니다.

암 환자가 수술 후 가장 두려워하는 것이 재발과 전이죠. 유방암 환자는 폐암과 림프암으로 전이될까 두려워하죠. 전립선암은 뼈로, 대장암과 췌장암은 간으로 전이가 많이 일어나요. 이처럼 한번 암을 경험한 사람 중 많은 분이 언제 또 다른 암에 걸릴지 몰라 두려움을 안고 살아요.

실제로 암으로 사망하는 환자의 90% 이상은 재발과 전이 때문이랍니다. 그런데 암의 재발과 전이에 관한 연구는 많이 이루어지지 않고 있어요. 2010년 『유럽 암 연구 저널*European Journal of Cancer Research*』에 따르면, 유럽에서는 암 기금의 약 5% 정도만 암 전이 연구에 사용했고, 미국에서는 0.5%만 전이 연구에 암 기금을 사용했어요. 재발과 전이를 막는 문제는 고스란히 암 환자 개인의 몫이 된 셈이지요.

최근 연구 결과에 따르면, 암의 씨앗은 사실 온몸에 퍼져 있어요. 그러니 암을 일으키는 환경, 즉 몸을 바꾸지 않으면 언제든 암은 다시 나타나고 몸 여기저기에서 발견될 수 있어요. 이처럼 암은 몸의 특정 한 곳에서 생긴 국소질환이 아니에요. 온몸에 암 씨앗이 퍼져 있는 전신질환입니다.

그런데 암이 전신질환이라는 점을 이용해 이미 100년 전에 생각보다 간단한 방법으로 암을 정복한 적이 있어요."

100년 전 이미 암을 정복한 의사가 있다

암은 약 100년 전 독일 의사 막스 거슨Max Gerson이 이미 정복한 질병이다. 당시 그는 식사요법으로 암을 비롯한 여러 난치병을 치료한 의사로 널리 알려졌다.

1881년 독일에서 출생한 거슨은 편두통이 일어날 때마다 너무 고통스러워 이를 해결하기 위해 식사요법을 연구하기 시작했다. 그는 염장된 소시지와 빵 대신 사과를 먹으면 편두통이 줄어들자, 여러 종류의 음식을 먹으면서 자신의 편두통 상태가 어떻게 달라지는지 실험했다. 다양한 실험 결과, 음식과 음식에 든 나트륨이 문제임을 알게 된 거슨은 사과와 채소, 커피관장이라는 특이한 해독치료법으로 구성한 거슨 식사요법을 완성했다.

그는 천식, 알레르기, 고혈압 등의 질환이 있는 환자들을 식사요법으로 치료하다가 이 중 한 환자가 합병증인 피부결핵까지 나았음을 알게 되었다. 이후 암 환자들을 식사요법으로 치료하기 시작했는데, 그들에게서도 좋은 성과가 나타났다.

거슨은 식사요법이 한 가지 질병만 치료하는 것이 아니라 몸 전체를 치료할 수 있으며, 이처럼 질병 하나가 아닌 몸 전체를 치료해야 질병에서 온전히 벗어날 수 있음을 밝혀냈다.

오늘날의 암 치료 관행으로 바라봐도 매우 획기적이었던 거슨의 이 치료법은 온 유럽에 알려졌다. 독일 뮌헨의 유명한 폐결핵 전문의 자우에르브루흐Ferdinand Sauerbruch 교수는 자신이 치료하지 못했던 피부 결핵환자 450명에게 거슨 식사법을 적용했다. 그중 446명이 기적처럼 낫게 되자, 자우에르브루흐 교수는 큰 감동을 받았다. 1934년에는 폐결핵 환자에 대한 식이요법도 시도했는데, 거슨의 폐결핵 환자 중 가장 유명한 사례 중 하나는 앨버트 슈바이처Albert Schweitzer 박사의 아내인 헬레네 브레슬라우Helene Bresslau Schweitzer였다. 그녀는 거슨의 치료법으로 회복되어 거슨 박사의 45번째 환자로 기록되었다.

거슨은 히틀러가 지배하던 독일을 떠나 미국 뉴욕에서 개업했다. 이후 자신의 식사요법을 '거슨요법Gerson therapy'이란 이름으로 부르며 암 환자들에게 적용해 놀라운 성과를 거두었다.

그러나 당시 주류 의료계에선 거슨 박사의 치료법을 받아들이지 않았다. 특히 미국암협회American Cancer Society는 거슨요법에 대해 비판적이었다. 거슨요법이 과학적 근거가 부족하고 임상 실험을 통해 입증되지 않았다는 이유로 이를 인정하지 않은 것이다. 1946년 미국 상원에서 열린 청문회에서 거슨은 자신의 치료법을 소개했지만, 그곳에서도 거슨요법을 뒷받침하는 확실한 임상연구나 증거가 부족하다는 비판을 받았다.

이러한 당시 상황은 오늘날과 별반 차이가 없어 보인다. 환자에게 유기농 식품과 생채소, 과일채소주스, 영양강화식품 등을 먹게 하는 거슨요법은 오늘날의 전인치유나 자연치유 방법과 크게 다르지 않지만, 지금도 이 방법들이 온전히 인정받지 못하는 상황이기 때문이다.

거슨은 1958년에 출간한 『암 치료: 50가지 사례의 결과*A Cancer Therapy: Results of Fifty Cases*』에 자신의 치료법과 환자 치료 사례를 담았다. 지금도 인터넷과 소셜미디어에서 이 요법을 검색해볼 수 있다.

거슨요법은 몸에 있는 독소를 제거하고 충분한 영양을 공급하는 데 도움을 주는 방법이다. 거슨은 특히 커피관장을 통해 간의 해독 부담을 덜어주는 것을 중요하게 여겼다. 약과 마취제가 부족했던 2차 세계대전 당시에는 커피관장을 해독치료법으로 사용했는데, 커피에 들어 있는 팔미트산palmitic acid이 담관을 열어 독소를 배출하게 도와주기 때문이다. 이처럼 커피관장은 간이 감당해야 할 해독 작용을 도와 말기 암 환자와 만성 질환자들의 보조 치료법으로 사용되며, 치료에 많은 도움을 준다.

암 생존율 통계에는 허점이 있다

암과 관련된 통계에는 문제가 있다. 암 환자의 생존율을 정하는 기한을 5년으로 정해놓았기 때문이다. 5년 암 생존율은 의학적으로 '치료를 시작해 5년이 지난 시점에 살아 있을 확률'이다. 보건복지부가 발표한 자료에 따르면, 5년 암 생존율은 약 72%이다. 대부분 환자는 이를 '암이 발견된 후 5년 동안 재발하지 않으면 거의 완치되었다는 뜻'으로 이해한다. 5년이 지나 1주일 만에 사망해도 이미 생존자에 포함되어 있기에 생존율은 달라지지 않는다. 이처럼 암 생존율 통계에는 허점이 있다.

암과 관련한 또 다른 문제로는 암 치료법에 큰 변화가 없다는 것이다. 스마트폰이나 전기자동차, AI, 로봇 등 과학기술 문명이 눈부시게 발전하고 있지만, 암 치료는 여전히 수술, 항암요법, 방사선 치료를 중심으로 이루어지고 있다. 암 치료법에 이처럼 별 변화가 없다는 것은 놀라운 일이다. 몸 어딘가에 드러난 암을 독성 물질로 없애고 자르고 태워서 물리적으로 제거하려고만 든다. 암에 걸린 부위만 주목하고 몸 전체에는 눈길도 주지 않는다. 암 발생 원인을 유전적 문제라고 보기 때문이다.

암이 유전자에 의한 것이라면 암유전자를 겨냥해 만든 표적항암제가 효과를 발휘해 암의 씨앗까지 제거할 수 있어야 한다. 그러나 많은 암 환자 중에 항암제가 잘 맞지 않거나 내성이 생겨서 치료가 잘되지 않는 경우를 종종 볼 수 있다.

암세포에서 발견되는 유전자 변이는 수천에서 수백만 개에 이를 수 있지만, 그 모든 변이가 암을 직접 일으키진 않는다. 오히려 유전자 변이는 암 발생 과정에서 생겨난 결과물일 가능성이 있다. 암을 일으키는 근본 원인은 유전자 변이 이전에 환경과 생활 습관, 세포 신호의 이상, 체내 독소의 증가 등의 요인일 수 있기 때문이다.

질병은 세포의 기능장애다

거슨요법은 인체에 충분한 영양을 공급하는 것도 무척 중요하게 여긴다. 거슨 박사는 말기 암 환자들의 세포가 매우 심각하게 손상되어 있다고 보았다. 특히 세포에 물이 차서 부종이 심한 것은 나트륨이 과도하게 쌓여 있기 때문으로 여겼다. 세포가 이런 상태가 되면 산소와 영양소를 제대로 공급받지 못해 기능에 문제가 생긴다. 거슨 박사는 세포 기능을 회복시키면 신진대사는 따라서 회복된다고 생각했다.

질병은 세포의 기능장애다. 이 사실은 아무리 강조해도 지나치지 않다. 특히 암과 만성질환을 낫게 하려면 세포의 상태를 건강하게 회복시키기 위해 노력해야 한다. 70대, 80대라도 세포 기능이 회복되면 통증과 함께 다른 여러 증상도 사라진다.

예를 들면, 당 조절을 목표로 식이요법을 했는데 세포 기능이 좋아지자 시력도 좋아지고 머리가 늘 멍한 상태였던 브레인 포그 brain fog(뇌 흐림) 현상이 해결되는 효과가 따라오기도 한다. 고지혈증이 완화되기를 바라고 시작했는데 고혈압과 당 수치가 정상이 된 사례도 있다.

이처럼 몸 전체는 서로 연결되어 있다. 머리끝에서 발끝까지 몸이 하나로 붙어 있는 것처럼 우리 몸은 하나의 유기체이다. 너무나 당연한 말이어서 우리는 오히려 이 사실을 잊어버리는 듯하다. 그러니 일부 증상만 완화하는 약만으로는 병이 잘 낫지 않는다. 질병을 치료할 때는 인간 전체를 살리는 방법을 병행하는 것이 좋다. 약에만 의존해 치료하면서 부작용이 발생하거나 새로운 2차 질환으로 문제가 발생하는 경우도 적지 않다.

거슨 박사에 관한 이야기를 조금 덧붙이면, 거슨요법이 미국 주류 의료계의 인정을 끝내 받지 못하자 그의 사후 그의 딸을 비롯한 한 이 요법 추종자들은 멕시코 티후아나 해안에 거슨 클리닉Gerson Clinic을 설립했다.

왜 다양한 증상이 한꺼번에 올까?

하나의 질병은 또 다른 질병을 부른다. 혈당 대사에 문제가 생기면 고지혈증, 고혈압, 지방간과 당뇨병과 혈관질환이 함께 온다. 위염과 위궤양, 식도염과 십이지장궤양, 담관염, 담낭염, 췌장염 등의 질병도 잇달아 나타나기도 한다.

언뜻 다양해 보이는 이러한 질병들에는 한 가지 공통 원인이 있다. 각 질병은 신진대사의 불균형으로 드러난 결과다. 신진대사가 불균형하면 간 기능이 뒤따라 나빠진다. 세포대사 치료로 유명한 거슨은 소화기암으로 사망한 사람들의 98%는 암 때문이 아니라 간 기능장애로 사망한다고 주장했다.

이처럼 다양한 질병이 한꺼번에 일어남으로써 생기는 또 다른 심각한 문제가 있다. 전 국민이 의료전산시스템에 등록돼 있어 약품의 중복 처방이 원천 봉쇄되어 있지만, 각 질병의 전문의에게 처방받은 약이 많아 한꺼번에 20~30알의 약을 먹는 환자들이 많다. 이런 경우 다양한 약이 상호작용하면서 부작용이 일어날 가능성이 있다. 주치의 제도 도입 같은 방안을 통해 이와 같은 일이 일어나지 않게 해야 하며, 최소한 여러 약물 복용에 따른 부작용을 자세히 알려주는 안내 절차를 마련해야 한다.

암은 사람을 죽이지 않는다

"암이 가족력이 아니라는 것은 알겠어요. 그런데 왜 오늘날 암 환자가 이렇게 많이 생기는 걸까요? 왜 현대 의학은 암을 완전히 치료하지 못하는 걸까요?"

"우선 현대 의학이 암을 완전히 정복하지 못하는 이유를 같이 생각해봅시다. 전 세계적으로 암 치료제를 만들기 위해 엄청난 연구와 개발이 이루어지고, 천문학적인 연구비가 지원되고 있지요. 하지만 효과는 미미해요.

2000년대 초반에 인간 유전체(게놈) 프로젝트Human Genome Project가 완성되면서 32억 개의 DNA 염기쌍 서열이 해독되어 인간 유전체 지도가 작성되었지요. 하지만 이것은 DNA, RNA, 단백질 같은 신체 구성 요소들만 다루었을 뿐 생명 반응이 일어나는 상호작용에 관해서는 거의 규명하지 못했어요. 마치 온갖 요리 재료는 다 모았지만, 레시피는 없는 상태라고 할까요. 요리 재료만으로는 원하는 요리를 완성할 수 없는 것과 마찬가지지요.

그런데 2010년에 유전학 분야에서 획기적인 발견이 이루어졌어요. 바로 후성유전학Epigenetics(후생유전학이라고도 한다)이에요. 인간 유전체 프로젝트 이후 발전한 유전학이어서 '신유전학'이라고도 하지요. 후성유전학에 따르면, DNA 염기서열의 변화 없이도 식습관이나 공기, 물, 스트레스 등과 같은 환경 요인으로 DNA 발현 패턴에 변화가 생길 수 있어요. 유전자는 메틸화DNA metylation 과정을 거치면서 단백질을 만드는데, 이 과정에서 잘못된 단백질이 만들어지지요. 후성유전학은 암세포가 유전자에 새겨져 있는 것이 아니라 이 메틸화 과정에서 생겨난다는 것을 밝혀냈어요.

결국 사람이 건강하게 살려면 DNA를 둘러싼 환경 요인이 매우 중요하다는 거지요. 그러니 암세포가 생기는 배경은 무척 다양할 수밖에 없어요. 운명이나 가족력이 아닌 각각의 환경과 생활 습관이 암을 일으키는 배경이 되니까요."

암은 병이 아니다?

대사가 정상적으로 이루어지지 않는 환경에서 정상세포는 암세포가 된다. 세포는 산소와 영양소가 꼭 필요하다. 산소와 영양소가 충분히 공급되면 세포의 성장과 분열에 문제가 생기지 않는다. 하지만 정상세포가 암세포가 되고 나면 좀 달라진다. 암세포

대사를 연구한 과학자들에 따르면, 암세포는 무산소호흡을 한다.

암세포는 어떻게 좀비가 햇빛을 싫어하듯 산소 없는 무산소호흡을 하게 된 것일까? 사실 이 부분에 관해 자세히 설명하는 전문가는 별로 없다. 암은 산소가 부족한 환경에서도 자라는 무시무시한 세포라고 하면서 없애려고만 한다.

암세포가 무산소호흡을 하는 이유를 알려면 암세포가 생기는 이유를 먼저 살펴보면 된다.

암세포가 생기는 이유를 인체의 생존 전략에 따른 것으로 보는 시각이 있다. 독일에서 태어나 미국에서 대체의학과 자연치유 요법을 연구하고 실천한 안드레아스 모리츠Andreas Moritz는 『암은 병이 아니다: 내 몸의 마지막 치유 전략*Cancer Is Not a Disease; It's a Healing Mechanism*』이라는 다소 획기적인 제목의 책에서 암세포가 산소 없는 환경에서도 자라는 것은 몸을 살리기 위해서라고 주장한다. 몸은 산소가 필요한데, 산소가 부족한 상황에서도 몸을 지탱하려고 정상세포가 무산소호흡을 하며 암세포로 변신한다는 것이다. 산소가 부족한 열악한 환경에서도 몸은 생명을 유지해야 하는 임무를 수행해야 하기 때문이라고 설명한다.

암을 이처럼 인체의 생존 전략 결과물로 보는 데는 또 다른 이유가 있다. 인체가 만일 암을 없애야만 하는 대상으로 여겼다면, 왜 뇌와 신경계, 면역계, 내분비계 등 온몸 시스템이 암세포가 성장하도록 돕는 걸까 하는 의문에 답하기 어렵기 때문이다.

만약 암세포가 몸을 공격하고 괴롭히기 위해 생긴 것이라면, 우리 몸은 암세포가 생겨나자마자 고통을 느껴야 한다. 하지만 암세포는 통증을 유발하지 않는다. 암 덩어리가 특이하게 신경이나 좁은 혈관을 누르는 경우라면 통증이 직접적인 문제가 되지만 대부분의 암은 그렇지 않다. 통증을 일으키지 않기에 암 덩어리가 있는지 없는지 모른 채 지내게 된다.

이런 상황은 병원성 세균이나 바이러스가 몸에 침입했을 때 몸의 반응과는 무척 다르다. 인체의 면역체계가 세균이나 바이러스를 제거하는 과정에서 염증반응이 일어나고, 열이 나거나 기침을 하거나 통증이 심하다. 하지만 암세포는 통증을 일으키지 않는다. 오히려 암을 떼어내려고 항암제가 몸속에 들어오기 시작하면서부터 통증이 시작된다.

암은 사람을 죽이지 않는다

암이 직접적으로 사람을 죽게 하지 않는 것으로 확인된 사례도 많다. 존스홉킨스대학의 조너선 엡스타인Jonathan Epstein 박사는 고환암 환자의 경우 암 자체가 사라지는 경우가 많음을 밝혀냈다. 초기 자궁경부암 환자의 60%는 1년 이내에 정상으로 돌아오고, 90%는 3년 이내에 정상이 되었다는 자료도 있다.

시신을 부검할 때 의외로 많은 암이 발견된다고 한다. 갑상선암, 췌장암, 전립선암 등은 진료실에서보다 부검에서 30배 이상 더 많이 발견되었다. 영국의 의학 전문지 『랜싯*The Lancet*』은 남성 사망자들을 부검한 결과 33%의 시신에서 전립선암이 발견되었지만, 이들 중 전립선암으로 사망한 사람은 1%라고 밝혔다. 75세 이상의 남성이 전립선암에 걸릴 확률은 50%로 상당히 높지만, 정작 전립선암으로 인한 사망률은 0.1~2.4%에 불과하다. 교통사고 사망 환자를 부검했을 때도 약 30~40%에서 이런저런 종양이 발견된다고 한다. 하지만 그들은 살아 있는 동안 종양으로 인한 고통을 받지 않았다.

이처럼 크고 작은 종양들은 있다가도 사라지고 다시 생기기도 한다. 우리 몸에선 하루에도 5,000개 정도의 돌연변이 세포가 만들어진다고 하니, 매일 작은 종양들이 끊임없이 생겨났다 사라지고 있는 셈이다.

다양한 암 환자들과 상담해보면 공통으로 하는 말이 있다. 암이 있다는 사실을 전혀 자각하지 못하고 지냈다는 것이다. 평소 소화도 잘되고 아프지도 않았는데, 건강검진으로 조기 발견하여 알게 되었다고 이야기한다.

무증상 무고통이니 암이 있다는 걸 느끼지 못했다가 건강검진으로 갑자기 환자가 되면 그때부터 무시무시한 고통이 시작된다. 정신적 고통과 수술과 항암 치료로 인한 고통 등이다. 심지어 수술 가능한 크기일 때 암이 발견되어 얼마나 다행인지 모른다며 감사해하기도 한다. 그러나 누군가에겐 어쩌면 잠깐 생겼다가 사라질 수도 있었던 종양이었을지도 모른다. 다행인지 불행인지 오히려 발견되어 고통당하게 된 것은 아닐는지.

약물 복용 및 수술 등 암에 대한 제도권의 치료에 반대한 곤도 마코토Makoto Kondo는 갑상선과 유방암의 90%는 매우 천천히 자라거나 전혀 자라지 않으며 생명을 위협하지 않는 형태의 유사 암일 수 있다고 보았다. 이런 종류의 암은 환자가 치료받지 않아도 큰 문제가 되지 않기도 하지만, 조기 검진을 통해 발견되면 불필요한 수술이나 치료를 받게 되는 경우가 많다고 주장했다.

암은 저절로 사라지기도 한다

암 진단을 받은 환자가 특별한 치료를 받지 않았는데도 암이 사라지는 일이 종종 있다. 어떤 사람은 고통스러운 항암 치료를 선택하는 대신 산이나 바다로 가서 남은 시간을 자연 속에서 보내기도 한다. 생에 대한 집착을 내려놓고 자연과 하나 되어 사는 삶을 선택하는 것이다. 이런 사람들 가운데 병원에서 치료받은 사람보다 오히려 더 건강해진 사례도 이따금 볼 수 있다.

내셔널 지오그래픽National Geographic에서 제작한 다큐멘터리 <블루존Blue Zone>은 말기 암으로 여명이 6개월 정도라고 선고받은 사람이 '블루존'으로 불리는 섬마을에서 살게 되면서 45년 이상 생존한 사례를 보여준다. 그는 건강을 회복한 후 자신에게 시한부 인생을 통보한 주치의를 만나려 했지만, 그 의사가 자신보다 더 빨리 생을 마감해서 만날 수 없었다는 이야기도 전한다.

물론 모든 암 환자가 이렇게 운이 좋은 것은 아니다. 그러니 환자 각자가 자신이 처한 상황을 잘 헤아려 무엇보다도 건강하게 오래 살기 위한 가장 좋은 결정을 내려야 한다. 다른 환자가 좋아졌다고 무작정 그 사람을 따라 해서는 안 된다.

앞서 언급했듯이 암은 사람을 죽이지 않는다. 암세포는 사람을 죽이기 위해 생겨난 것이 아니다. 몸을 살아남게 하려고 스스로 모습을 바꾼 것이라는 연구 결과와 주장을 눈여겨볼 필요가 있다.

삶의 환경과 몸의 환경을 바꾼 후 암세포가 사라진 사람들의 이야기 역시 무수히 많다. 레이먼드 프랜시스Raymond Francis의 책 『암의 스위치를 꺼라*Never Fear Cancer Again: How to Prevent and Reverse Cancer*』에는 암의 '자연 완화spontaneous remission'에 관한 사례가 소개돼 있다. '자연 완화'는 암을 치료하지 않았는데 저절로 작아지거나 사라진 현상을 말한다. 이 사례는 1988년 『국제 생물사회학 연구 저널*International Journal of Biosocial Research*』에 실린 캐나다 빅토리아대 해럴드 포스터 박사Dr. Harold Foster

의 놀라운 연구 결과다. 암 환자 200여 명이 화학 치료를 선택하지 않고 해독요법과 영양요법을 시행한 결과 모두에게서 암의 스위치가 꺼지고 몸 전체의 세포가 건강하게 변했다고 한다.

암세포가 사람을 죽이는 게 목표라면 해독과 영양요법을 했을 때 더 강하게 살아남아 몸을 파괴할 것이다. 그러나 몸 전체에 영양이 충분하고 독소가 잘 빠져나갔을 때 암세포가 자연스럽게 사라진 사례는 너무나도 많다. 여기서 간과하지 말아야 할 사실은 환자의 정신 상태도 매우 중요하다는 점이다. 마음에 좌절과 분노와 후회가 있다면, 이러한 '정신적 독소' 역시 제거해야 한다. 대신 화해와 평화와 사랑이라는 '영양'을 채워야 한다.

지원 씨는 철옹성같이만 느껴지던 암에 의외로 만만한 구석이 있다는 생각이 들었다. 그런데 머릿속에선 다른 궁금증이 꼬리에 꼬리를 물고 일어났다.

'어떤 환경에서 일반 세포가 암세포로 변할까?'

'일상생활을 하면서 암에 걸릴 확률은 얼마나 될까?'

'암에 걸리지 않으려면 몸과 마음을 마치 수도승처럼 관리해야 하는 걸까?'

지원 씨는 이제 이런 것들이 궁금해지기 시작했다.

후성유전학이 뭐예요?

후성유전학Epigenetics은 DNA 염기서열의 변화 없이 유전자 발현을 조절하는 다양한 요인들이 생명현상에 미치는 영향을 연구하는 학문이다. 후성유전학에 따르면, 우리의 운명은 가족력과 유전자에 의해 결정되지 않는다. 태어날 때부터 결정된 유전자 질환이 아닌 고혈압, 당뇨, 암, 심혈관질환 등은 다양한 환경적, 생활 습관적 요인들에 의해 생길 수 있으며, 후성유전학은 이러한 요인들을 연구하고 그 요소들을 규명하는 것을 목표로 한다.

후성유전학을 설명할 때 흔히 아프리카코끼리의 상아 이야기를 그 예로 든다. 코끼리들이 밀렵꾼들에 의해 죽임을 당하고 상아가 잘려서 사라지자 그 모습을 지켜보던 코끼리들이 공포를 느껴 이후에 태어난 코끼리들 중에는 상아가 자라지 않는 코끼리가 많아졌다. 상아가 있으면 잡혀 죽는다는 공포와 불안이 상아를 생기게 하는 유전자 스위치를 꺼버려 상아 없는 코끼리가 된 것이다. 밀렵 활동이 금지되자 다시 상아가 자라는 코끼리들이 태어났다.

코끼리 상아는 외부 요인이 어떻게 유전자 발현을 조절하고 생명현상에 큰 영향을 미치는지 보여주는 대표적인 사례다.

일벌과 여왕벌의 차이도 후성유전학의 좋은 사례다. 일벌의 수명은 단 7주이지만, 로열젤리를 먹이면 수명이 7년에 달하는 여왕벌로 변신한다. 특정 먹이가 유전자 발현을 조절하여 원래는 동일한 유전자를 가진 일벌과 여왕벌의 차이를 만들어낸 것이다.

◦◇◦◇◦◇ ◦◇◦◇◦◇

유전적으로 비만하게 태어난 쥐에게 엽산, 비타민, 베타인 같은 양질의 영양소를 먹이자 날씬한 쥐로 변한 사례 역시 후성유전학을 잘 설명해주는 사례다. 유전자를 변형하여 비만과 고혈압과 당뇨 유전자를 가지고 태어난 노란색 쥐에게 인스턴트 음식을 주어 비만과 고혈압, 당뇨 같은 질환을 유발하는 실험이 있다. 그런데 같은 쥐에게 인스턴트 음식 대신 건강한 음식을 주자 노란 쥐는 건강한 모습의 갈색 쥐로 변신했다.

식습관, 스트레스, 생활 습관 등 환경 요인이 유전자 발현을 조절하여 당대는 물론 후대에도 유전적 영향을 미친다는 것은 후성유전학의 중요한 발견 중 하나다.

이처럼 후성유전학은 유전자는 고정된 것이 아니라 환경에 의해 유연하게 조절될 수 있으며, 그 결과가 후손에게도 전달될 수 있다는 점에서 진화론의 중요한 보완적 요소가 되었다.

후성유전학을 이해하면 가족력과 유전자에 매여 걱정하지 않아도 된다. 오히려 암, 고혈압, 당뇨와 같은 가족병력이 있으니 나도 언젠가는 그런 병에 걸릴 거라고 믿고, 그 믿음이 병에 걸리기 쉽게 만든다는 사실을 알게 한다. 가족력은 식습관과 생활 습관 등이 비슷한 가족 구성원들에게 주로 나타난다는 사실 역시 환경이 일차적인 원인을 제공한다는 점을 보여준다.

암은 걸리기 어렵다

"더는 가족력이나 운명을 믿을 필요가 없어요. 유전자를 바꾸는 힘을 믿는 것이 더 중요해요. 후성유전학의 관점으로 보면, 몸도 마음도 삶도 암에 걸리는 필연 같은 건 없어요."

이렇게 힘주어 말해주어도 지원 씨는 생각이 많아진 탓인지 눈이 더 커진 듯하다.

"우리 가족들은 언제 암에 걸릴지 몰라 항상 불안해하고 두려워해요. 우리 집에서는 나도 암에 걸릴 수 있다는 공포가 매우 현실적이고 구체적인 문제랍니다."

"그렇군요. 하지만 암은 그렇게 쉽게 걸리는 병이 아니기도 해요. 이제 들려드릴 제 이야기를 일단 잘 들어보세요. 암센터 같은 곳에서는 실험을 위해 암세포를 배양해요. 저도 연구원으로 일하면서 암세포 배양하는 일을 한동안 담당했어요. 위암 세포, 자궁암 세포 등 다양한 암세포를 실험실에서 키우지요.

이렇게 암세포를 배양하는 목적은 '종양 모델 실험용 쥐' 를 만들기 위해서예요. 최종적으로는 암세포를 성장하지 못하게 만드는 항체를 개발하기 위해서인데, 그 전 단계로 암세포가 가진 특이적인 단백질(항원)을 찾는 것이 목표이지요. 암세포는 정상세포와는 다른 단백질이나 변화된 단백질을 발현할 수 있고, 과학자들은 이걸 보고 표적 치료제나 항체를 개발해요.

암세포를 배양하고 세포 수를 세어서 실험용 쥐의 피하에 주입해 종양모델 실험용 쥐를 만듭니다. 저는 논문에 나온 실험방법에 따라 그대로 수행하지요. 암세포를 일부러 주입했으니 실험용 쥐는 당연히 암에 걸릴 것으로 생각되죠? 실험용 쥐는 어떻게 되었을까요?"

암은 감기처럼 쉽게 걸리지 않는다

실험용 쥐는 생각보다 쉽게 암에 걸리지 않았다. 물론 실험 목표가 피하에 뚜렷한 종양을 만드는 것이었기에 몸속까지 모두 검사한 것은 아니었다. 그래도 피하에 암세포를 주입했으니 일정 기간이 지나면 암 종양이 봉긋하게 생기리라 여겼다.

필자는 논문에 쓰여 있는 대로 3,000개의 암세포를 100g도 안 되는 실험용 쥐 피하에 주입했다. 실험용 쥐는 가슴 부근에 있는 면역기관인 흉선도 제거한 특수한 상태라서 더욱 암에 걸리기 쉬운 모델이었다.

그런데 몇 주가 지나도 실험용 쥐의 피하에는 암 종양이 생기지 않았다. 암세포 3,000개로는 부족했던 걸까? 세포 수를 10배 더 늘려 이번에는 3만 개를 주입했다. 그래도 종양이 발생하지 않았다. 또 10배 늘려 30만 개, 100배 늘려서 300만 개를 주입했으나 역시 종양은 생기지 않았다. 최종적으로 3,000만 개의 암세포를 주입하자 그제야 종양이 명확하게 형성되었다. 그것도 암세포를 일반적인 방식인 생리식염수에 담지 않고 영양이 풍부한 배양액에 넣어 주입한 후에야 종양이 잘 만들어졌다.

물론 실험실 환경과 실험용 쥐의 상태에 따라 이 조건은 달라질 수 있다. 하지만 명확하게 드러난 사실은 면역기관이 없어 무방비 상태인 실험용 쥐에 암세포를 직접 주입해도 쉽게 암에 걸리지 않는다는 점이다.

이 실험 결과를 보고 실험용 쥐뿐만 아니라 사람의 몸도 그러하다고 확실한 결론을 내릴 수는 없지만, 적어도 암이 감기처럼 쉽게 걸릴 수 있는 질환으로 생각하는 사람들의 일반적인 우려와 불안은 지나친 것임을 알게 해준다.

200년 전에 이와 비슷한 실험을 자신의 몸에 감행한 무모하고도 용감한 의료인들이 있다. 암의 이식 및 전염 여부를 확인하려 한 실험이었다. 지금 보면 매우 비인간적이고 무모한 방법으로 여겨지지만, 의학과 과학은 때로는 이러한 무모함과 용감함에 기대어 발전해온 게 사실이다.

책 『암을 고치는 막스 거슨 식사요법의 비밀』에 따르면, 나폴레옹 시대의 유명한 외과 의사 장 조제프 수Jean Joseph Sue는 마치 에드워드 제너Edward Jenner가 우두를 사람 몸에 직접 넣어 실험했듯이 암 조직을 직접 인체에 주입했다. 1808년 10월, 파리 성 루이병원에서 여성의 유방암 조직에서 채취한 암 조직을 잘게 부순 뒤 자신과 학생 3명의 몸에 주사를 놓은 것이다. 이런 방식으로 암이 전염되는지 확인해보기 위함이었다. 아주 심하게 열이 나긴 했지만 다른 반응은 없었다. 열은 곧 사라졌고 암에 걸리지도 않았다. 이 실험으로 암에 걸리는 것이 쉬운 일이 아니며, 암은 신체의 특정 부위에서 발생하는 국소질환이 아니라는 사실도 확인할 수 있었다.

지원 씨는 이 이야기를 듣고 놀라우면서도 내심 반가운 기색을 보였다. 암이 쉽게 걸릴 수 있는 질병이 아니라고 하니 항상 암에 걸릴까 노심초사해온 지원 씨로서는 놀라우면서 반가운 일이었을 것이다.

내가 실험실에서 암세포를 직접 다루고 만졌다고 하니, 지원 씨는 일하다 암에 걸린 적은 없느냐고 묻기도 했다. 이러한 실험에서도 알 수 있듯이 암은 어느 날 갑자기 걸리는 급성 전염병 같은 병이 아니라고 거듭 설명하면서 지원 씨를 안심시켜주었다.

'그렇다면 오늘날 주변에서 쉽게 만나게 되는 수많은 암 환자는

왜 암에 걸리게 된 걸까?'

지원 씨 역시 자연스럽게 이런 의문이 떠올랐는지 고개를 갸웃거렸다.

DNA 메틸화가 뭐예요?

DNA 메틸화DNA methylation란 암이 발생하는 과정에서 일어나는 DNA 변화 중 하나다. 정상 유전자가 가진 메틸을 잃어버리는 탈메틸화가 일어나 암세포의 무한 증식이라는 전형적인 현상이 일어난다.

DNA 메틸화 과정은 후성유전학에서 중요하게 여기는 유전자 발현과 관련된다. DNA를 구성하는 염기서열 중 시토신Cytosine에 메틸기 $-CH_3$가 추가되는 과정인 메틸화가 일어난다. 이 메틸화는 유전자 발현을 조절하며, 종양 억제 유전자의 기능을 강화하거나 약화시킬 수 있다.

DNA 메틸화 과정에서 DNA 메틸트랜스퍼라제methyltransferase, DNMT 효소가 중요한 역할을 한다. 세포가 분열하는 동안 저메틸화가 일어나면 DNA가 불안정해지고, 과메틸화가 일어나면 종양억제유전자가 잠재워져 종양 형성이 촉진될 수 있다. 암은 종종 종양유전자의 저메틸화로 생겨나 과다한 발현을 유도하기도 한다.

DNA 메틸화를 유발하는 요인은 매우 다양하다. 예를 들어, 엽산과 같은 영양소가 결핍되면 DNA 메틸화 과정이 현저히 감소할 수 있다는 연구 결과가 있다. DNA 메틸화는 과도하지도, 부족하지도 않은 적절한 수준으로 유지되는 것이 중요하다. 이처럼 음식은 후성유전학적 요인으로 작용하여 암 발생 위험에 영향을 미칠 수 있다. 메틸화를 이해하면 신선한 채소와 과일 섭취가 왜 암 예방 및 치료에 도움이 될 수 있는지 알 수 있다.

암세포는 산소가 없는 환경에서 자란다

"그럼 암세포는 왜 생기는 거죠? 정상세포와 암세포에는 어떤 차이가 있나요?"

"암세포는 산소호흡을 하지 않는 환경에서 생겨나요. 산소가 부족하기 때문에 암세포로 변해서 산소를 아끼는 거죠."

나는 지원 씨에게 유전자 변이, 환경 요인, 발암물질, 생활 습관 등 같은 다양한 원인으로 정상세포가 비정상적으로 변형되어 암세포가 생기는데, 정상세포와의 가장 큰 차이점은 암세포의 세포분열과 에너지 생성 방식에 있음을 설명했다. 정상세포는 필요한 만큼만 분열하고 성장을 멈추지만 암세포는 통제되지 않은 상태로 계속해서 분열한다는 것, 암세포는 산소 없이도 포도당을 분해하여 에너지를 얻는다는 점이다.

암세포는 왜 생길까?

세포는 산소와 영양소를 공급받아야 산다. 산소와 영양소가 충분하면 세포가 성장하고 분열하는 데 문제가 없다. 혈액이 온몸 구석구석을 순환하면서 산소와 영양소를 세포에 전달한다. 하지만 이 과정에서 체내의 환경 여건에 따라 산소를 제대로 공급받지 못하는 세포가 있을 수 있다. 오랫동안 산소를 제대로 공급받지 못하면 우리 몸의 세포는 그런 환경에서 버티기 위해 새로운 생존 전략을 채택한다. 바로 무산소호흡이다.

암세포는 산소 대사 결핍으로 생긴다. 단식요법을 통한 암 치료법으로 화제를 모았던 보스턴대학의 세이프리드 교수는 자신의 저서 『암은 대사질환이다』를 통해 무산소호흡을 하는 암세포의 대사를 밝혀냈다.

물론 그 전부터 암 발생 원인에 대한 고전적이지 않은, 새로운 시각의 연구가 이미 진행되고 있었다. 과학과 철학, 예술 등 어떤 분야에서든 새로운 시각의 이론이 정립되기 위해서는 기존 이론들과 무수히 논쟁하며 검증되어야 하듯이, 의학에서도 새로운 발견과 이론은 무수한 실험과 연구 결과, 철저한 검증이 따른다. 암세포의 무산소호흡 대사 이론도 마찬가지였다.

20세기 초, 독일 생화학자 오토 바르부르크는 산소 부족이 암세포 대사의 중요한 특징임을 밝혀내 1931년 노벨 생리의학상을 수상했다. 그는 정상세포가 미토콘드리아에서 산소를 이용해 에너지를 생성하는 반면, 암세포는 산소가 충분함에도 주로 해당 과정(당 발효)을 통해 에너지를 얻는다고 설명했다. 이 발효 과정이 세포의 화학적 구조를 변화시키고, 신호 전달에 이상을 초래해 암세포로 변할 가능성이 높다는 것이다. 바르부르크는 세포 내 산소 농도가 35%만 감소해도 발효가 시작될 수 있으며, 산소가 60% 정도 차단되면 어떤 세포도 암으로 변할 수 있다고 주장한다. 이 현상을 바르부르크 효과라고 부른다.

산소 대사는 세포 내에서 산소와 영양소가 결합하여 열과 에너지를 생성하는 과정을 말한다. 하지만 산소가 부족하거나 대사 과정이 제대로 작동하지 않으면, 세포는 생존을 위해 대사 방식을 변경한다. 이때 세포는 발효와 같은 대체 경로를 통해 에너지를 생산하지만, 이런 방식은 결국 세포에 해로운 영향을 미치게 되는 것이다.

그렇다면 왜 산소가 부족해졌을까?

체내에 산소가 잘 공급되지 않는 환경이 만들어졌기 때문이다. 첫 번째는 혈액순환 장애로 산소 공급에 문제가 생긴 경우고, 두 번째는 림프순환 장애로 영양소와 노폐물 대사가 잘 이루어지지 않아서이다. 이 두 가지 원인의 공통점으로 독소를 꼽을 수 있다.

우리는 각종 식품첨가물이 들어간 가공식품을 섭취하고, 플라스틱을 비롯한 다양한 화학물질로 만들어진 제품들 속에서 생활하며, 마시는 물과 공기조차 쉽게 오염될 수 있는 환경에 노출되어 있다. 우리 몸 내부에서도 소화와 대사 과정에서 다양한 독소가 생성되기 때문에, 우리는 내부와 외부에서 발생하는 수많은 독소와 끊임없이 싸우며 살아가고 있다. 이 많은 독소 중에서도 몸속에서 만들어지는 덜 소화된 음식물과 소화 노폐물에 특별한 관심을 가질 필요가 있다.

독소가 암세포를 만든다

"와, 우리가 건강하게 살아가는 게 오히려 대단한 일이군요. 그처럼 다양한 종류의 독소들을 이겨내며 살아가다니…. 하지만 이런 독소들 때문에 우리 몸이 암에 걸린다면, 암에 걸리지 않을 사람은 없을 것 같은데요?"

"하하, 맞아요. 독소가 많다고 해서 다 암에 걸리는 것은 물론 아니에요. 사람의 몸은 불필요한 이물질이 없으면 염증을 만들지 않아요. 독소가 있어도 독소를 해독하는 체내 시스템이 원활하게 작동하지요. 하지만 대체로 오랫동안 몸속에 머무르는 독소는 염증을 일으켜요. 세균이나 바이러스, 곰팡이뿐만 아니라 몸속에 들어오는 모든 외부 물질은 염증을 일으킨답니다. 오랜 세월 동안 해결되지 않은 염증은 암으로 발전하기 쉽죠."

세포가 죽는 이유가 있다

필자는 실험 중에 내부에서 자연적으로 발생한 독소 때문에 죽은 세포를 관찰하기도 했다. 실험실에서 세포를 배양하다 보면, 외부에서 아무런 이물질이 들어가지 않았는데도 세포가 죽는 경우가 종종 발생한다. 이는 세포 내에서 생성된 다양한 대사산물이 원인이며, 결국 세포 내 독소 때문에 세포가 죽는 것이다.

실험하면서 세포를 죽게 한 적이 있다. 세포 배양액은 원래 다홍빛을 띠는데, 세포가 영양분을 소비하며 대사를 진행하면 이 배양액 색깔은 점차 노란색으로 변한다. 배양액이 이렇게 노란색으로 바뀌면 신선한 배양액으로 교체해 세포가 계속 건강하게 자랄 수 있게 해야 한다.

그런데 배양액을 교체하는 시기가 조금이라도 늦어지면, 세포는 모두 죽고 만다. 세포 내에서 생성된 내독소, 즉 대사산물이 독소로 작용하기 때문이다. 연구원 시절에는 이런 현상을 무심코 지나쳤지만, 이것이 바로 모든 생명체에 적용되는 '영양과 해독의 원리'라는 것을 깨닫게 되었다.

실험실에서 세포는 약 50여 종의 영양소와 소의 혈청 성분을 먹이로 삼아 무럭무럭 자란다. 우리가 먹는 음식도 세포배양액처럼 다양한 영양성분을 담고 있어야 한다. 그래야 37조 개의 세포로 이뤄진 우리 몸이 건강하게 유지될 수 있다.

우리가 먹은 한 끼 식사에 들어 있는 영양분을 만일 젖은 수건을 비틀어 물을 짜내듯 쭉 짜낸다면 얼마만큼의 영양분이 나올까? 필자는 때로 라면을 쭉 짜내서 얻은 성분으로 세포 실험을 해보고 싶다고 생각하기도 했다. 샌드위치나 김밥, 피자, 치킨, 아귀찜, 한정식 등 우리의 주식과 간식에 들어 있는 성분을 세포에 먹이면 세포는 과연 어떻게 될까 하는 엉뚱한 상상을 하기도 했다.

인간은 먹는 음식과 생활환경을 통해 생겨나는 다양한 독소에 끊임없이 공격받으며 살아가고 있다.

아침에 일어나서 사용하는 비누와 샴푸, 화장품에도 수십 가지 화학물질이 들어 있다. 세탁 세제와 섬유유연제에도 미세플라스틱 같은 다양한 화학물질이 있고, 옷 자체도 대부분 화학섬유로 만들다 보니 화학물질을 입고 사는 셈이다. 화학섬유 1kg을 만드는 데는 1만 5,000여 종의 화학물질이 들어간다. 편의점에서 삼각김밥이나 샌드위치를 먹는다면 50여 종 이상의 첨가물을 몸속에 집어넣게 된다. 도시에 사는 사람들은 숨만 쉬어도 미세먼지와 초미세먼지, 황사, 오존 등의 독소를 흡입하게 된다. 숨 쉬고 먹고 입고 씻고 사는 모든 일상에서 독소를 피하기란 사실 불가능하다.

그런데 이 독소는 눈에 보이지 않기에 조심하거나 피하기가 매우 어렵다. 심지어 현대 의학에서는 독소의 존재조차 잘 인정하지 않는다. 건강검진 시 혈액검사를 통해 다양한 진단을 할 수 있지만, 우리 몸속 독소 상태를 정확히 파악하기는 어렵다.

방법이 아예 없는 것은 아니다. 몸속에 축적된 중금속은 모발 검사를 통해 확인할 수 있다. 또한 몸에 독소가 많으면 염증이 일어나고 면역세포에 변화가 생긴다. 백혈구가 지나치게 증가했다면 염증이 일어난 상태로 보면 된다. 또한 염증이 있을 때, 간에서 생성되는 염증성 단백질인 C-반응성 단백질C-reactive protein, CRP 수치가 과도하게 증가한다.

우리 몸은 몸속으로 들어오는 불필요한 성분들을 그대로 내버려두지 않는다. 없애려고 하며, 없애려는 과정이 바로 면역반응이다. 그로 인해 생기는 것이 염증이므로 사실 염증은 무조건 나쁜 것이 아니다. 몸속 해독 작용의 결과이며, 내 몸을 살리는 최선의 방어전략이다. 문제는 염증이 사라지지 않는 환경이다.

왜 염증이 사라지지 않을까? 독소가 몸으로 꾸준히 들어오기 때문이다. 그러니 독소가 사라지지 않는 한 염증도 사라지지 않을 것이다. 미세한 세포나 혈관에서 발생하는 염증을 미세염증이라고 한다.

미세염증이 오랫동안 사라지지 않고 계속 있으면 만성 염증이 된다. 만성 염증은 몸 곳곳에 혹을 만들고, 이 혹들이 오랜 시간 자라면 결국 암으로 발전할 수 있다. 즉 독소는 염증을 유발하고, 염증은 암으로 이어질 수 있기에 작은 염증이라도 그냥 넘기는 것은 좋지 않다.

DNA를 수리하는 유전자가 있다

p53이라는 유전자가 있다. 바로 암 발생을 억제하는 종양 억제 유전자로 별명은 '게놈의 수호자Guardian of the Genome'다. p53 덕분에 매일 수많은 세포분열이 일어나지만, 암에 걸리는 것을 막을 수 있다.

p53은 세포가 손상되었을 때 손상된 DNA를 복구하도록 유도하거나, 세포 주기를 일시적으로 멈추게도 하며, 필요할 경우 세포자살을 유도해 손상된 세포를 제거한다.

그런데 p53 유전자가 있는데도 왜 암이 생기는 것일까? 그 이유는 p53 유전자가 돌연변이를 일으키면 제 역할을 하지 못하기 때문이다. 실제로 유방암이나 폐암, 대장암, 췌장암 등에서 p53 돌연변이가 많이 나타난다.

p53은 후성유전학적으로 변화하며 DNA 메틸화나 히스톤histone(유전자 발현을 조절하는 단백질) 변형 같은 후성유전학적 과정에 의해 조절된다. 이런 변화는 p53의 발현을 억제하거나 과다하게 나타나도록 만들 수 있다. p53의 이러한 특성 때문에 p53 기능을 활성화하는 약물이 연구 개발 중이다.

암세포는 미토콘드리아가 손상되어 있다

오랜만에 연구소를 다시 찾아온 지원 씨 표정은 한결 밝았다. 암에 대한 근심 걱정에서 어느 정도 벗어난 듯했다. 상담하기 위해 자리에 앉자마자 지원 씨는 자신이 그동안 암 공부를 많이 했다고 이야기한다. 그런데 '미토콘드리아' 라는 단어와 자주 마주쳤다면서, 미토콘드리아에 관해 물었다.

"몸속에 독소가 계속 쌓이면 세포는 어떻게 돼요? 미토콘드리아는 어떤 역할을 하나요?"

"미토콘드리아는 세포 내에서 특정한 기능을 수행하는 세포 소기관이에요. 산소를 이용해 정상적인 세포가 사용할 에너지를 만들어내기에 세포 내 발전소라고도 해요. 최근 연구에서는 암세포의 미토콘드리아가 손상된 걸 발견했어요. 그래서 암 치료를 위해 미토콘드리아의 기능을 회복하는 것에 초점을 맞춰야 한다는 이야기가 많아요. 저도 내담자들에게 세포 기능과 미토콘드리아의 기능 회복에 초점을 둔 쪽으로 조언을 드리는데, 결과가 아주 좋게 나타나고 있어요.

그동안의 항암제 연구는 주로 DNA에 초점을 맞춰왔어요. 질병을 유발하는 유전자를 찾기 위한 인간 유전체 프로젝트가 완성되었지만, 암의 원인과 명확한 해결책을 찾는 데는 여전히 분명한 한계가 있어요. 현재는 미토콘드리아가 항암 연구의 새로운 돌파구를 제공할 수 있을 것으로 기대하고 있지요."

미토콘드리아는 왜 중요할까?

질병이 있는 상태는 세포 기능이 손상된 상태를 의미하며, 이는 미토콘드리아의 기능장애로도 이어진다. 세포 소기관인 미토콘드리아는 세포당 평균 300~400개 정도다. 세포마다 차이가 커서 정자에는 100개, 난자에는 10만 개가 있다. 몸 전체에는 약 1경(1,000조의 10배) 개의 미토콘드리아가 있다고 한다. 미토콘드리아는 세포핵과 달리 독립적인 DNA를 가지고 있으며, 이는 생명 유지에 필요한 기능을 독립적으로 수행할 수 있음을 뜻한다.

미토콘드리아가 독립적인 DNA를 가진 이유로 세포 외부의 독립된 생명체(세균)가 우연히 세포 안으로 들어왔기 때문이라는 가설이 있다. 이 과정에서 두 생명체가 서로 이익을 주고받으며 공존하는, 세포 내 공생을 하게 되었다는 것이다.

미토콘드리아는 세포 내에서 어떤 역할을 할까? 대체 무슨 일을 하기에 이렇게 중요하게 여길까?

미토콘드리아는 우리 몸에 필요한 모든 에너지를 만들어낸다. 예를 들면, 포도당 한 분자로 약 38개의 ATP를 만들어낸다. 자동차 엔진이 연료를 사용해 동력을 만들어내듯, 미토콘드리아도 에너지를 생성하여 세포가 기능할 수 있게 한다. 엔진이 고장나면 자동차가 움직이지 못하듯, 미토콘드리아에 문제가 생기면 우리 몸도 제대로 기능하지 못한다. 병에 걸렸을 때 힘이 없고 몸의 기능이 제대로 작동하지 않는 이유는 미토콘드리아가 손상되었기 때문이다.

또한 미토콘드리아는 세포 자멸을 돕는 역할을 한다. 우리 몸 속 세포는 손상되거나 제 역할을 다했을 때 스스로 죽는다. 병들거나 노화한 세포는 자멸(자살)하여 몸을 보호하는 것이다.

우리 몸에서는 1초당 약 380만 개의 세포가 사라지고 매일 3,300억 개의 새로운 세포가 생성되며 끊임없이 세포 교체가 이루어진다. 공장에서 불량품이 소량으로 발생하는 것처럼, 우리 몸에서도 불량 세포가 만들어지기도 하고 늙고 병든 세포도 계속해서 생겨난다. 이런 세포를 자동으로 제거하는 과정이 바로 세포 자멸이다. 마치 대소변을 통해 몸속 노폐물이 배출되듯 세포 자멸은 세포의 해독 작용이라 할 수 있다.

미토콘드리아가 손상되면 세포 자멸 과정이 원활하게 이루어지지 않는다. 미토콘드리아는 세포의 성장, 분열, 그리고 자멸에 직접적으로 관여하기 때문이다. 이로 인해 제 역할을 하지 못하는 낡고 병든 세포가 점점 더 많아지면서 몸의 대사 과정이 제대로 작동하지 않게 된다. 암세포가 병든 세포라면, 미토콘드리아의 손상은 암세포의 발생과 연관될 수 있다는 의미다.

"그럼 미토콘드리아는 언제 힘을 잃고 손상되나요?"

"미토콘드리아는 여러 가지 원인으로 손상될 수 있어요. 항산화 영양소가 부족하거나 정제된 당분을 과도하게 섭취할 때, 장내 미생물에 불균형이 생길 때도 손상되지요. 산화된 기름으로 튀긴 음식을 먹고 세포막이 손상되거나 독소를 해독하는 효소가 부족할 때도 문제가 생겨요. 살충제나 제초제 같은 화학물질도 미토콘드리아를 직접적으로 파괴하지요. 항암제를 투여하면 미토콘드리아 DNA가 손상되어 정상세포와 암세포 모두 파괴될 수 있어요."

미토콘드리아는 왜 손상될까?

세포를 감싼 세포막이 여러 다양한 이유로 손상되면 미토콘드리아도 손상된다. 세포막이 건강해야 산소와 영양소가 세포 속으로 들어가 미토콘드리아가 활동하는 에너지원이 되기 때문이다.

세포막에는 다양한 막단백질이 있어서 세포끼리 서로 소통하며 신호를 주고받는다. 가족이나 사회 구성원끼리 원활히 소통해야 일이 제대로 돌아가듯이, 세포도 건강한 세포막을 통해 신호를 주고받아야 신진대사가 원활하게 이루어진다. 세포막은 인지질燐脂質이라는 이중지질막으로 촘촘하게 구성되어 있다.

그러나 세포막이 제대로 형성되지 않거나 손상되는 경우가 있다. 필수지방산이 부족해도 세포막이 제대로 만들어지지 않는다. 이는 주로 튀긴 음식, 곡물 사료로 자란 고기, 우유와 유제품, 생선 등을 과도하게 섭취할 때 발생한다. 다양한 식품첨가물, 약물, 환경호르몬 등도 세포막을 손상시킬 수 있다.

요약하면, 암세포는 미토콘드리아가 손상된 상태를 의미한다. 최근 연구에 따르면, 암세포 발생의 주요 원인은 세포핵의 DNA 때문이 아니며, 설사 DNA가 일부 역할을 하더라도 매우 미미한 수준의 영향을 미친다.

정상세포와 암세포의 미토콘드리아와 세포핵의 DNA를 각각 교환한 연구 결과는 흥미롭다. 미토콘드리아 교환 시, 암세포의 미토콘드리아를 정상세포에 주입하자 정상세포는 암세포로 변했다. 반대로 정상세포의 미토콘드리아를 암세포에 주입했을 때도 암세포는 정상세포로 바뀌었다. 그러나 세포핵의 DNA를 교환했을 때는 이러한 변화가 일어나지 않았다.

이 실험 이후, 과학자들은 미토콘드리아의 기능 회복에 초점을 맞추기 시작했다. 현재 미토콘드리아와 관련된 연구 논문들이 쏟아져 나오는 것도 이 때문이다. 암 환자의 증가는 단순히 수명이 늘어났기 때문이 아니라 다양한 독소, 영양 불균형, 호르몬 불균형, 스트레스 등으로 미토콘드리아가 손상되면서 발생한 것이다.

우리는 이렇게 암세포를 키우고 있다

"암세포가 잘 자라는 몸 상태가 따로 있나요?"

"네, 있어요. 암세포는 정상세포가 잘 자랄 수 없는 환경에서 변형된 세포라고 했잖아요. 사람마다 집마다 청소 상태나 자동차 운행 상태, 스마트폰 사용 수명 등이 다르듯 몸 상태도 모두 달라요. 그 다양한 상태 중에 암세포가 좋아하는 몸의 환경이 있는 거지요. 몸 환경이 건전하면 암세포가 자라지 않지만, 몸 환경이 무너지면 암세포가 생기는 거죠."

암세포가 잘 생기는 몸은 어떤 상태일까?

첫째, 암세포는 산성 체질에서 잘 생긴다. 말기 암 환자들은 정상인보다 산성화된 세포가 1,000배 이상 많다.

pH 범위	건강 상태
pH 6.0 미만	위험
pH 6~6.5	건강 이상 신호
pH 6.5~7.5	건강
pH 7.5 이상	위험

몸이 산성화되면 어떻게 변할까?

체내의 화학적 환경이 평소와 달라지고 세포들은 서로 소통하지 못하게 된다. 세포와 조직의 성장과 분열, 자가 치유가 줄어든다. 체내 산소량도 줄어드는데, 산소 대사에 관여하는 효소가 비활성화하기 때문이다. 세포벽이 무너져 세포 속으로 여러 가지 독소가 들어간다. 암세포의 특징인 미토콘드리아 기능이상이 나타나며, 더는 에너지를 만들어낼 수 없다.

이뿐만이 아니다. 간과 신장 세포도 제 기능을 발휘하지 못한다. 간의 해독 능력이 떨어지고 신장도 독소를 제대로 여과하지 못한다. 피로가 쌓이고 두통이나 피부 발진, 어깨 통증 등이 생긴다. 효소를 잘 만들어내지도 못한다. 오히려 효소를 만드는 데 꼭 필요한 물질인 아연이나 마그네슘, 칼슘 같은 중요 알칼리 미네랄이 제거된다. 중요한 호르몬들도 잘 합성되지 않는다.

우리 몸이 산성으로 바뀌는 요인은 두 가지가 있다.

하나는, 우리가 늘 먹는 음식이나 스트레스가 쌓이는 환경이 몸의 산성화를 일으킨다. 몸의 산성화를 촉진하는 대표적인 음식으로 동물성 단백질 음식과 우유 및 유제품, 곡물 위주 식단과 인산이 들어간 탄산음료를 꼽을 수 있다. 특히 이 음식들을 과식하면 산성화는 더 빨라진다.

짜게 먹는 습관으로 나트륨을 많이 섭취하면서 칼륨이 상대적으로 부족한 것도 몸의 산성화에 일조한다. 늘 스트레스를 받는 상황이나 알레르기 반응 역시 모두 산을 만들어낸다.

다른 하나는, 설탕과 당분이 든 음식을 많이 섭취하면 암에 잘 걸리는 몸이 된다. 설탕은 체내에서 산을 생성하고, 과도하게 섭취하면 세포와 신체 환경을 심하게 산성화시킨다. 당분은 차곡차곡 쌓여 지방으로 변하거나, 단백질이나 지방과 결합하여 최종당화산물Advanced glycation end products, AGEs이라는 당독소를 형성한다. 이 당독소는 세포막을 변형시켜 세포 기능을 크게 떨어뜨린다.

설탕을 많이 섭취하면 인슐린과 에스트로겐이 과다하게 생성되기도 한다. 인슐린이 과다 분비되면 인슐린 저항성이 생겨 세포가 포도당을 제대로 흡수하지 못한다. 여성호르몬인 에스트로겐이 과다 분비되면 여성과 남성 모두에게서 다양한 문제가 일어날 수 있는데 여성의 경우에는 불임이나 유방암이 생길 수 있다.

둘째, 나트륨과 칼륨의 불균형도 암세포가 증가하는 환경을 만든다. 세포의 나트륨과 칼륨 대사에 문제가 생기면, 세포에 산소가 들어가지 못하고, 산소가 부족하면 세포는 에너지를 만들어 내지 못한다.

상담하러 온 분들의 모발 중금속 검사를 진행했을 때, 기운이 떨어진다는 분들에게서 나트륨 부족 현상이 공통으로 발견된다. 나트륨은 칼륨과 함께 세포 내에서 매우 중요한 신호 전달 역할을 하며, 세포를 정상적으로 기능하게 하고 신체의 에너지 균형을 유지하는 데 꼭 필요한 요소다.

그런데 이분들이 정말 나트륨을 적게 섭취해서 이런 결과가 나왔을까? 요즘은 가공식품이 발달해 나트륨 섭취가 부족한 경우는 드물다. 오히려 대부분 과다하게 섭취한다. 미국 질병관리본부에 따르면, 미국인의 90% 이상이 나트륨 권장 섭취량을 초과하고 있다.

하지만 모발검사에서 나트륨이 부족하다는 결과가 나오는 이유는 무엇일까? 체내 나트륨 대사가 비정상적이어서 혈액과 세포 내외에서 균형을 이루지 못하기 때문일 수 있다. 특히 스트레스, 호르몬 불균형, 만성질환 등으로 나트륨 재흡수나 배출 과정에 이상이 있거나, 칼륨의 과도한 섭취나 대사 이상도 나트륨 부족처럼 보일 수 있다.

칼륨의 과도한 섭취도 문제지만, 칼륨을 턱없이 부족하게 섭취하는 것도 심각한 문제다. 칼륨이 부족한 이유는 신선한 과일과 채소를 잘 먹지 않기 때문이다. 설상가상으로 농작물을 재배할 때 인공 비료를 사용하면서 식품의 칼륨 함량이 더 줄어든 것도 문제다.

셋째, 필수지방산 결핍으로 세포막이 변형되면 암세포가 좋아한다. 세포는 매우 정교하게 대사한다. 세포막을 통해 세포끼리 신호를 주고받으며 서로 소통한다. 세포의 성장과 분열, 돌연변이 세포 제거 등 기본 기능을 수행하려면 세포막이 튼튼해야 한다. 그런데 세포막이 손상된 사람들이 많다. 특히 암이나 만성질환을 앓는 사람들은 세포막이 손상된 상태일 가능성이 높다. 이 경우, 세포의 신진대사뿐만 아니라 몸 전체의 대사 기능에도 장애가 발생한다.

세포막은 이중지질막으로 구성되어 있으며, 이를 유지하는 데는 필수지방산이 꼭 필요하다. 그러나 많은 사람이 필수지방산을 살찌게 하는 요소로 여기며 피한다. 그 결과 필수지방산이 부족해 염증이 발생하고 신진대사가 떨어진다. 세포의 원활한 대사 작용과 세포막의 건강을 유지하기 위해 필수지방산은 필수다.

독일 화학자 요한나 버트비히Johanna Budwig 박사는 고품질 아마인유가 포함된 식단으로 암 환자 수천 명을 치료했다. 해독 식단에는 아마인유 같은 불포화지방산이 풍부한 음식이 포함되었으며 환자들은 건강을 빠르게 회복했다. 올리브오일을 뿌린 채소 샐러드나 들기름을 곁들인 채소볶음은 매우 좋은 음식이다. 하지만 카놀라유, 옥수수유, 땅콩기름, 대두유(콩기름), 해바라기씨유, 경화유 등은 만성 염증을 일으킬 수 있으므로 주의해야 한다.

넷째, 림프순환이 원활하지 않을 때도 문제가 생긴다. 우리 몸에는 혈액과 림프라는 두 종류의 주요 액체가 순환하는데, 옅은 노란색을 띤 림프는 림프관을 통해 온몸을 돌면서 세포에 영양분을 공급하고 노폐물을 처리하며, 침입한 세균이나 바이러스를 방어하는 역할을 한다.

림프순환은 일종의 하수 시스템과 같다. 큰비가 내렸을 때 하수 시스템에 문제가 생겨 배수가 제대로 되지 않으면 물이 넘쳐 홍수 피해를 보는 것처럼, 림프가 제대로 순환하지 않으면 우리 몸에 문제가 생긴다. 집 하수도가 막히는 상황은 상상만 해도 끔찍하듯, 림프 시스템 장애도 심각한 영향을 미친다.

만약 몸이 잘 붓고 기미와 주름이 늘어나며 낯빛이 좋지 않으면 림프순환이 잘되지 않아 몸속에 노폐물이 쌓이고 있다고 의심해 볼 수 있다. 독소가 더 축적되면 알레르기 체질이 되기도 하는데, 이때 해독하면 알레르기가 사라지기도 한다.

다섯째, 알코올과 동물성 단백질이다.

알코올은 체내에서 철분을 소모해 세포대사를 방해하고, 발암물질을 더 활성화해 DNA와 세포막을 손상시킬 수 있다. 또한 동물성 단백질의 과다 섭취는 암세포 성장을 촉진하는 요인 중

하나다. 동물의 성장호르몬은 아이지에프-원Insulin-like Growth Factor 1, IGF-1(인슐린과 유사한 성질을 가진 성장인자로 주로 세포의 성장과 분열 및 대사를 조절하는 단백질)과 유사한 작용을 하여 암세포가 더 빨리 자라게 한다. 동물성 단백질을 대사하는 과정에서 많은 대사산물이 생성되며, 이는 체내 노폐물의 양을 늘려 부담을 줄 수 있다.

마지막으로 중요한 여섯째 요소는 마음의 병이다. 심각한 갈등, 불안, 공포 등 스트레스가 지속되면 자율신경계의 균형이 깨진다.

자율신경계를 구성하는 교감신경과 부교감신경은 원활하고 탄력적으로 작동해야 한다. 일할 때는 교감신경이 활발하게 작용하고, 쉴 때는 부교감신경이 활성화되어 충분한 휴식을 취하는 것이 이상적이다. 교감신경은 긴장을 유발하고 스트레스를 강화하며, 부교감신경은 이완을 통해 스트레스를 완화해준다.

스트레스 상황에서도 부교감신경을 빠르게 활성화하면 몸은 금세 균형을 되찾는다. 부교감신경을 강화하는 방법은 마음을 평화로운 상태로 만드는 것이다. 산책, 명상, 요가, 태극권, 복식호흡, 감사하기 등 마음을 편안하고 즐겁게 하는 자기만의 방법을 찾는 게 필요하다.

스트레스가 오래 지속되면 좋은 음식을 신중하게 가려 먹어도 몸은 암 스위치가 켜질 수 있는 면역 상태로 바뀐다. 반대로, 음식이나 다른 것이 다소 부족하더라도 마음이 즐겁고 평화롭다면 질병과는 거리가 먼 사람이 될 수 있다. 이는 전인치유의 관점에서 마음을 반드시 다뤄야 하는 중요한 이유다. 마음의 평화는 신체의 건강과 직결되며, 진정한 치유를 위해서는 몸과 마음을 함께 돌보는 것이 필수다.

'마음의 병'은 앞서 언급한 암세포가 잘 생기게 하는 6가지 원인보다 결코 덜 중요한 것이 아니다. 오히려 경험 많은 의료인들은 암을 치유하는 첫 번째 요인으로 마음의 평화를 꼽는 데 주저하지 않는다. 분노, 갈등, 후회 대신 용서와 화해, 평화가 마음에 자리 잡는 것을 가장 기본적인 암 치유법으로 여긴다. 마치 하류의 강물이 맑아지려면 상류부터 정화해야 하는 것과 같은 원리다. 마음의 평화가 몸의 건강에 미치는 영향은 그만큼 근본적이고 중요하다.

산성 식품과 알칼리성 식품

인체의 정상 체온(℃): 36.5~36.9

인체의 정상 피에이치(pH): pH 7.2~7.4(약알칼리성)

	산성 식품	알칼리성 식품
함유 음식	돼지고기, 소시지, 햄, 달걀, 우유, 치즈, 아이스크림, 설탕, 인공조미료, 탄산음료, 땅콩, 옥수수, 간장, 누룩, 알코올, 카페인, 커피, 초콜릿 등	사과, 자몽, 토마토, 레몬, 아보카도, 호박, 브로콜리, 시금치, 마늘, 양파, 해조류, 셀러리 등

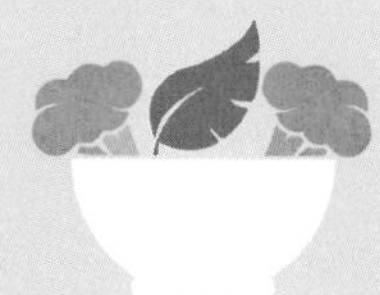

자율신경계와 질병

일본의 저명한 면역학자 아보 도오루安保徹는 저서 『면역혁명』을 통해 자율신경계와 백혈구의 상관관계를 밝혀냈다. 그는 자율신경계의 균형이 백혈구를 비롯한 면역세포의 활동에 큰 영향을 미치며, 스트레스 같은 외부 자극이 자율신경계를 교란해 면역체계를 약화할 수 있다고 주장한다. 따라서 스트레스성으로만 여겼던 다양한 질환이 면역세포와 깊은 관계가 있다고 보았다.

1. 교감신경 지배 질환

교감신경은 과립구(세포 내 작은 알갱이, 과립顆粒을 가진 백혈구의 일종으로 인체에서 첫 번째 염증 방어선 역할을 한다) 활동을 조절하며, 과립구가 증가할 때 발생하는 질환들과 관련이 있다. 위궤양, 십이지장궤양, 궤양성 대장염, 크론병, 치질, 급성 췌장염, 급성 신장염, 자궁내막증, 난소낭종, 돌발성 난청, 그리고 암 등이 이러한 질환에 포함된다.

2. 부교감신경 지배 질환

부교감신경은 림프구(역시 백혈구의 일종으로 인체에 침입한 세균 등 병원체를 제거하는 역할을 한다) 활동을 조절하며, 림프구가 과도하게 증가할 때 발생하는 질환들과 관련이 있다. 알레르기성 비염, 아토피성 피부염, 천식, 감기, 그리고 바이러스성 질환 등이 부교감신경 지배 질환이다.

이런 몸엔 암세포가 생길 수 없다

"암 수술을 받은 아버지가 회복되려면 가장 중요하게 해야 할 일은 무엇인가요?"

"암 발생을 억제하거나 암에서 회복하기 위해서는 신진대사를 먼저 회복시켜야 해요. 지금까지 설명했듯이, 암세포는 대사가 잘되지 않아 생겨난 비정상 세포랍니다. 암세포는 산소와 영양소가 부족한 환경에서 정상세포가 좀비 세포처럼 변한 것입니다.

암의 원인이 현재로서는 명확하게 밝혀지지 않았어요. 다만 후성유전학의 발견으로 특정 유전자나 호르몬이 암의 직접적이고 주요한 원인이 아니라는 점만은 확실해졌죠. 여기에 덧붙여 몸의 신진대사가 암을 예방하고 치료하는 데 가장 핵심적인 요건임도 알게 되었지요."

세포가 정상적으로 기능하게 한다

이미 여러 차례 언급했듯이, 암의 원인은 특정 유전자나 가족력에 있지 않다. 몸 전체의 기능이 떨어진 상태, 즉 신진대사가 잘 되지 않는 상태에서 암세포가 성장한다.

독일 의사 막스 거슨은 세포 내 나트륨과 칼륨 불균형을 암의 주요 원인으로 지목했다. 그는 가공식품을 많이 섭취하고 채소와 과일을 충분히 먹지 않으면 나트륨과 칼륨의 균형이 깨질 수 있다고 보았다. 따라서 세포 기능을 정상으로 회복시키는 것이 무엇보다 중요하다고 보고 환자들의 세포 기능 회복에 집중하는 치료를 진행했다.

거슨의 원리는 질병을 과실 나무가 병든 것에 비유해보면 쉽게 이해할 수 있다. 과수원에서 자라는 나무가 병들었다고 가정해보자. 나무의 잎, 줄기, 열매에 생긴 질병의 원인을 각각 찾는 것도 물론 중요하다. 그러나 만약 과수원에 흘러들어오는 물이 오염되었다면 문제는 더 근본적이고 간단할 것이다. 오염된 물을 깨끗한 물로 바꾸기만 해도 나무들은 건강을 되찾을 수 있기 때문이다. 이처럼 거슨은 질병의 원인을 신체 각 부분의 문제로 보지 않고 몸 전체 환경에 문제가 생긴 상황으로 보았다.

"암유전자나 가족력보다 몸의 환경이 더 중요하다는 말씀이지요? 그럼 가족력 때문에 불안해하고 걱정하기보다 세포가 튼튼해지고 암세포가 잘 생기지 않는 환경을 만들도록 더 노력해야겠네요. 암세포가 좋아하는 것은 설명해주셨는데, 혹시 암세포가 싫어하는 건 어떤 게 있을까요?"

"신선한 과일과 채소, 견과류와 씨앗류 음식이지요. 세계보건기구나 하버드의대에서는 과일과 채소를 많이 먹으면 암 발병률이 떨어진다고 발표했어요. 미국에서는 암으로 고통받는 사람들이 늘어나자 고기와 가공식품 위주의 식습관을 교정하여 문제를 해결하려고 하지요. 동물성 단백질을 계속 많이 섭취하면서 암을 이겨냈다는 이야기는 거의 들어보지 못한 것 같아요. 대신 신선한 과일과 채소, 생채소즙 등을 많이 먹으니 종양 크기가 줄어들더라는 이야기는 쉽게 들을 수 있죠."

과일과 채소가 가진 능력

과일과 채소에 포함된 화학물질은 세포에 주는 신호를 변경하거나 유전자 발현을 조절할 수 있다.

2005년 미국암연구협회American Association for Cancer Research는 특정 식물이 암의 성장을 억제할 수 있다는 연구 결과를 발표했다. 이 협회가 2006년에 주최한 제4차 국제암예방연구회의The 4th International Conference on Cancer Prevention에서는 브로콜리와 양배추, 마늘 등에 들어 있는 성분이 암을 예방하거나 암 성장을 멈추게 할 수 있다는 연구 보고서를 발간했다.

캘리포니아대 데이비스 캠퍼스 암센터UC Davis Comprehensive Cancer Center는 전립선암에 걸린 쥐에게 호두를 먹였더니 종양의 성장이 억제되었다는 연구 결과를 발표했다. 연구에 따르면, 호두는 종양이 커지는 것을 막을 뿐만 아니라 대사와 관련한 유전자에 긍정적인 영향을 미치는 것으로 나타났다.

식물성 식단이 유방암 환자의 건강을 호전시킨 연구 결과도 있다. 미국 로체스터대학 메디컬 센터University of Rochester Medical Center와 윌모트 암 연구소Wilmot Cancer Institute 연구팀은 유방암 4기 환자 30명을 8주 동안 분석하여, 식물성 식단을 섭취한 후의 결과를 비교했다. 식물성 식단을 섭취한 사람은 운동을 하지 않고도 체중이 평균 6.6% 줄었고, 콜레스테롤과 인슐린 저항성이 감소했다. 식물성 식단을 먹지 않은 대조군보다 피로를 덜 느끼고 정신적으로도 좋아졌다. 그들이 섭취한 식물성 식단은 과일, 채소, 통곡물, 콩, 감자, 견과류, 씨앗류로 구성되었다.

베타카로틴과 비타민 A

"암은 양배추, 마늘, 호두, 브로콜리 같은 걸 싫어한다는 거군요. 다른 것들도 더 알려주세요."

"당근, 토마토, 양상추, 셀러리, 시금치, 아스파라거스, 살구, 바나나, 망고, 김, 미역 같은 것도 항암에 좋아요."

"와, 모두 제가 잘 아는 채소와 해조류네요. 물론 어떤 건 잘 먹지 않지만요. 그런데 이 음식들의 공통점은 뭔가요?"

"베타카로틴이라는 물질이 들어 있다는 거예요. 베타카로틴은 세포가 정상적으로 분열할 수 있게 도와줘요. 이 물질은 비타민 A로 바뀌기 전 상태인 전구체前驅體로 나중에 비타민 A가 되지요. 비타민 A는 세포가 정상적으로 분열하게 도와 암세포가 성장하는 것을 멈추게 하는 항암 기능을 한답니다. 베타카로틴은 앞에서 말한 채소나 김에만 있는 게 아니고 대부분 과일과 채소에 두루 들어 있어요."

"비타민 A는 너무 많이 먹으면 간에 무리를 주거나 건강에 해로울 수 있다고 하던데요. 적절히 조절해서 먹는 방법이 있을까요?"

"그래서 간에 축적이 잘되는 비타민 A를 섭취하는 것보다 비타민으로 변하기 전 단계인 베타카로틴으로 섭취하는 것이 안전해요. 베타카로틴은 수용성이어서 많이 섭취해도 체내에서 필요한 만큼만 비타민 A로 바뀌고, 나머지는 몸 밖으로 배출되니까요.

매우 중요하니 다시 정리하면, 비타민 A는 새로운 세포를 만드는

데 꼭 필요한 영양소예요. 건강한 새 세포를 만들고 싶다면 키위, 바나나, 당근, 양배추, 브로콜리, 시금치 등 베타카로틴이 풍부한 음식을 먹는 것이 좋아요. 이 음식들에 든 베타카로틴은 체내에서 비타민 A로 변하니까요."

항염, 항암, 항산화물질이 풍부한 식물영양소

"암을 예방하기 위해선 식습관과 생활 습관을 바꾸는 것이 중요하다고 하셨는데, 식습관은 어떻게 바꾸면 좋을까요?"

"한마디로 정리하면, '해독'과 '영양'에 기반한 식습관을 들이는 것이 중요해요. 세포 기능 장애는 해독과 영양이 잘 이루어지지 않을 때 생기니까요. 해독과 영양에 아주 중요한 음식은 과일과 채소예요. 과일과 채소식이라고 하면 불편하게 생각하는 사람들도 있겠지만, 과일과 채소가 암 발생을 억제한다는 건 거의 대부분 연구 결과에서 밝혀진 과학적인 사실입니다.

항암 성분을 연구하는 학자들은 식물영양소Phytochemical(파이토케미컬)에 특별한 관심을 보여요. 식물영양소는 식물이 자외선이나 곤충의 공격을 이겨내기 위해 스스로 만들어내는 물질을 말해요. 대표적인 식물영양소는 6,000가지가 넘는 플라보노이드flavonoid와 600가지 이상의 카로티노이드carotenoid가 있지요. 이런 성분들은 항염, 항산화, 항암 효과가 있어요. 특히 항암 성분은 암세포의 성장과 혈관신생血管新生(혈관 분포가 왕성하게 많아지는 과정)을 억제해요.

색깔이 진한 과일과 채소에 많이 든 식물영양소를 예로 들면, 사과의 케르세틴quercetin, 포도의 레스베라트롤resveratrol, 당근의 베타카로틴β-carotene, 토마토의 리코펜lycopene, 키위의 루테인lutein 같은 성분이지요.

이러한 항염, 항암, 항산화물질이 과일과 채소에는 풍부하지만 밥이나 빵, 고기와 우유에는 없어요. '밥, 빵, 고기, 우유에는 항염, 항암, 항산화물질이 없다' 는 것은 매우 중요한 사실이니 꼭 기억해두세요."

통으로 먹으면 더 좋은 식물영양소

"식물영양소가 암세포에 어떤 영향을 미치는지 더 알려주세요."

"카로티노이드와 폴리페놀은 활성산소로 인해 세포의 DNA가 손상되는 것을 방지해서 암세포로 변하는 것을 막아줘요. 십자화과 채소에 포함된 이소티오시아네이트는 암세포의 왕성한 세포분열을 억제하고 세포자살을 촉진하는 것으로 밝혀졌어요. 글루코시놀레이트, 플라보노이드는 체내 발암물질을 해독하는데, 특히 간의 발암물질 해독을 돕는 효소를 활성화하는 것으로 알려졌어요. 한 연구에서는 사과의 우르솔산이 췌장암의 성장을 억제하고 종양 미세환경을 억제하는 것으로 나타났어요.

미국 프레드 허친슨 암연구센터Fred Hutchinson Cancer Research Center에서 암의 원인과 예방을 연구하는 존 포터John Potter 박사는 과일과 채소의 항암 성분은 통으로 섭취할 때 더 효과가 크다고 해요. 토마토에서 추출한 리코펜을 먹는 것보다 토마토를 그대로 먹는 것이 더 낫다는 거죠. 전립선암이 있는 쥐에게 토마토를 먹이자 종양 크기가 34% 줄어들었고 브로콜리를 주자 42% 줄어든 것으로 나타났어요.

과일과 채소를 먹기 어려운 상황이라면 흡수율이 높은 고품질 영양제로 식물영양소를 보충하는 것도 도움이 될 거예요. 각자의 환경과 처지에 맞게 합당한 방법을 찾으면 되지요."

손상된 세포의 DNA를 복구하는 식물영양소

"식물영양소와 함께 섭취하면 좋은 비타민과 미네랄이 있나요?"

"예. 항산화 비타민, 미네랄 등의 성분도 식물영양소처럼 음식으로 섭취하면 암을 예방하는 데 도움이 되지요. 식물영양소는 직접적인 암의 원인으로 지목된 활성산소를 중화해주는 매우 중요한 역할도 해요.

활성산소는 세포막과 DNA, 혈관 등을 공격해 몸을 산화시키고 질병에 취약하게 만들어요. 사실 온몸의 장기가 움직이며 기능할 때마다 활성산소는 늘 발생해요.

이 활성산소를 중화하는 가장 강력한 영양소는 비타민 C예요. 비타민 C는 혈액과 혈장의 활성산소를 중화해주지요. 또 콜라겐의 원료가 되어 혈관 벽을 탄력 있게 만들고, 철분 흡수도 돕고요. 비타민 C가 부족하면 활성산소가 몸에 쌓여 염증이 생기기 쉬워요. 혈관이 약해지고 철 결핍성 빈혈이 생기기도 하지요.

세포막에 쌓인 활성산소는 비타민 E가 중화해줍니다. 또 글루타치온과 코엔자임 Q10도 활성산소를 중화해주는 우리 몸속 항산화 시스템이죠. 항산화 미네랄에는 셀레늄과 아연, 구리, 망간, 붕소 등이 있어요. 아연은 면역세포를 성장시키고 분화시키는 영양소로 아주 중요한 면역 미네랄이며, 대두나 현미, 귀리, 청경채, 호박씨, 아몬드 등에 들어 있어요. 셀레늄은 견과류와 새우나 도미, 참치 같은 해산물에 많아요. 하지만 해양 오염이 심각하니 해산물을 통한 미네랄 섭취는 유의할 필요가 있어요. 해산물을 오랫동안 다량으로 먹으면 수은에 중독될 수도 있거든요.

수용성 비타민인 엽산은 B_9으로 불리며, 유전자를 안정시키는 영양소로 신진대사와 적혈구 생성, 다양한 유전학적 과정에 꼭 필요한 성분이죠. 엽산은 심혈관질환에도 매우 중요한데, 혈중 호모시스테인 Homocysteine(대사 과정에서 만들어지는 세포 독성 물질) 농도를 조절해요. 주로 단백질대사에 관여하는 호모시스테인이 과다할 경우 심혈관질환을 일으킬 수 있다는 연구 결과들이 있어요.

엽산이 부족하면 피로와 불안, 갑상선 기능장애, 적혈구 감소 등의 현상이 생기고 대사가 나빠져요. 특히 임신 중 엽산이 부족하면 태아가 유산되거나 태아의 신경관이 손상되어 척추 이분증 같은 심각한 증상이 생길 수 있어요. 평소에 엽산이 풍부한 시금치, 꽃상추, 청경채, 로메인상추, 아스파라거스, 겨자, 순무 어린잎 등을 먹으면 도움이 돼요. 그 외에도 면역세포들을 활성화하는 조효소로 작용하는 영양소들은 비타민 D와 비타민 B_{12} 등이 있어요."

암 환자가 조심해야 할 식단

"그럼 암 환자들이 조심해야 할 음식도 있을까요?"

"암 환자라면 암세포의 성장과 증식을 촉진하는 음식은 절제하는 것이 좋겠죠. 성장호르몬 아이지에프-원이 많이 들어 있는 고기와 우유, 유제품류 등은 적게 먹는 게 좋아요.

잘 먹어야 병도 잘 이긴다며 암 환자들에게 고단백 음식을 권하는 경우가 종종 있어요. 병이 없을 때는 병에 걸리지 않고 건강해지려면 단백질이 풍부한 고기를 먹어야 한다고 생각하는 사람도 많고요.

잘 먹는 것은 어떻게 먹는 걸까요? 잘 먹는다는 건 단순히 단백질 보양식처럼 특정 음식 섭취를 뜻하는 게 아니에요. 우리 몸이 소화를 원활히 하고, 균형 잡힌 영양소를 효과적으로 흡수할 수 있는 음식을 섭취하는 걸 말해요.

무조건 채식을 강조하는 것이 아니에요. 다만 채식이 질병 예방에 매우 탁월한 효과가 있음을 설명하는 것뿐이지요. 개인의 상태나 기호를 고려하지 않을 수 없으니, 각자의 상황에 맞는 식이요법을 정하고 일관성 있게 실천하는 게 좋아요.

그런데 재밌는 건 처음에는 힘들고 불편한 식이요법이 시간이 지날수록 좋아진다는 거예요. 채식 중심의 식이요법을 시작한다면, '먹는 낙이 없으니 어떻게 사나' '그렇게만 먹다가 힘이 없으면 어쩌나' 같은 걱정은 미리 할 필요가 없답니다."

"채식 위주로 먹으면 아무래도 단백질이 모자라지 않을까요?"

"단백질은 고기에만 있는 게 아니에요. 콩이나 버섯, 통곡식, 과일과 녹황색 채소에도 단백질이 있어요. 견과류와 씨앗류에도 많고요. 심지어 버섯 단백질은 흡수율이 우유보다 두 배 더 높은 것으로 알려져 있어요. 간단하게는 두부나 낫토, 청국장 등으로 단백질을 섭취할 수 있어요. 두부는 매우 좋은 단백질원이지요. 식물성 단백질의 뛰어난 점은 흡수율이 높을 뿐만 아니라 우리 몸을 알칼리성 체액 상태로 유지해준다는 거예요.

동물성 단백질의 인산은 몸을 산성화시켜 암과 만성질환의 원인이 되기도 하지요. 산성화 체질이 알칼리 체질로 중화되는 과정에서 뼛속의 칼슘을 사용해 골감소증과 골다공증이 생기기도 하고요. 요즘에는 탄소 배출을 줄이고 환경을 보호하려는 사람들이 늘어나면서 비건 식단에 대한 선호도가 점점 올라가고 있어요. 채식과 식물성 단백질로만 몸을 만드는 보디빌더도 있고 유명 비건 유에프씨UFC 선수도 있잖아요."

"채식하면 우리 몸에 어떤 변화가 일어나나요?"

"여러 가지 장점이 있는데 우선 피가 맑아져요. 피가 맑아지면 혈액순환이 잘 이뤄지겠죠. 혈액순환이 잘 이뤄지면 세포에 산소와 영양소가 잘 공급되고요. 한마디로 온몸의 대사가 원활해진답니다. 그렇게 되면 몸속 염증들이 사라지고요. 암을 이겨낸 사람들의 공통점은 피가 맑아지고 염증이 사라졌다는 거예요.

몸속 염증과 암 발생이 무관하지 않다는 건 널리 알려진 사실이에요. 미세염증이 만성 염증이 되고, 만성 염증 상태가 지속될 때 암으로 진행되지요. 혈액순환이 잘되면 심지어 디스크처럼 물리적인 문제로 보이는 질환이 낫기도 합니다. 당연히 통증은 사라지지요. 만병의 원인으로 혈액 오염을 지목하는 전문 의료인들도 늘어나고 있어요."

"과일과 채소와 견과류의 장점이 또 있나요? 면역력을 올려주는 성분이 있나요?"

"생명 활동에 꼭 필요한 성분은 효소예요. 효소의 원료가 되는 성분은 비타민과 미네랄이고요. 채소와 과일에는 비타민과 미네랄이 아주 풍부하게 들어 있답니다. 그러니 평소에 채소와 과일을 충분히 섭취하지 않으면 비타민과 미네랄이 부족해지고, 효소도 불충분하게 생성되겠죠. 견과류의 불포화지방산도 미토콘드리아와 뇌 건강에 꼭 필요한 성분이지요. 이런 영양소가 결핍되면 세포대사에 문제가 생기고 질병에 취약한 상태가 됩니다.

과일과 채소처럼 살아 있는 음식을 먹어야만 건강한 신진대사와 세포대사가 이루어진다는 사실을 꼭 명심해야 해요. 효소가 대사에 미치는 영향은 이 책 4장 '효소 없이는 살 수 없다' 에서 자세하게 설명했어요."

"암 환자가 과일을 먹어도 괜찮을까요? 암세포가 포도당을 이용해 성장한다고 했잖아요."

"당연히 먹어도 됩니다. 과일에는 당분만 있는 게 아니라 식물영양소와 효소가 있어서 몸 전체의 독소를 제거하도록 도와요. 오히려 쌀밥에 있는 포도당이 과일에 있는 포도당보다 훨씬 더 많죠. 암세포는 단순히 포도당을 먹고 성장한다기보다는 산소 공급이 제한될 때 더 잘 성장하는 점이 문제죠."

"그래도 과일과 채소만 먹으면 단백질이 부족하지는 않을까요?"

"단백질은 인체 구조를 만드는 체조직 성분이기에 매우 중요해요. 그런데 요즘은 단백질을 맹신하는 게 아닐까 싶을 만큼 과다하게 섭취하는 경향이 있어요. 모유 성분을 분석해보면, 단백질 적정 섭취량을 대략 알 수 있어요. 모유 100g의 탄수화물 : 단백질 : 지방 비율을 보면 7g : 1g : 4g이에요. 생각보다 단백질 비율이 낮죠? 탄수화물과 단백질 비율은 7 : 1, 탄수화물과 지방 비율은 약 2 : 1이고요.

보통의 식습관을 가진 대한민국 성인이라면 아마 이 기준보다 훨씬 많은 단백질을 먹고 있을 거예요. 하지만 모유 기준 비율 정도의 단백질을 섭취한다 해도 신진대사에 문제가 생기진 않을 거예요. 갓난아기도 쑥쑥 자라게 하기에 충분한 단백질 함량이 이미 다 자란 성인에게 부족하지는 않겠지요."

"암 환자라면 암세포 대사 외에 더 신경 써야 하는 게 무엇일까요?"

"암세포는 포도당뿐만 아니라 지방과 아미노산도 에너지원으로 사용한다고 해요. 그러니 단순히 탄수화물 섭취를 줄이는 것만으로는 기대한 만큼의 효과를 얻기는 어렵겠죠. 암세포가 무산소호흡을 한다는 점을 고려하면 온몸에 산소와 영양소가 충분히 공급되는 환경을 만드는 것이 매우 중요합니다.

현재 암 치료는 종양 자체에 초점을 맞춰 연구자들도 암세포 대사에만 집중하는 경향이 있어요. 온몸에 어떻게 효율적으로 산소와 영양소를 공급할 것인지가 더욱 중요해요. 항산화 및 항암 성분이 풍부한 과일, 채소, 씨앗류, 그리고 향신료를 균형 있게 섭취해야 합니다."

암에 걸렸다면 암세포만 보는 것이 아니라 암세포가 사라질 수밖에 없는 몸의 환경을 만드는 것, 그런 몸을 만드는 것이 우리가 할 일이다. 암세포가 몸속에 자리 잡지 못하도록 해야 한다.

지원 씨의 질문이 음식에 집중되어 주로 음식 이야기만 했지만, 암세포를 억제하거나 사라지게 하려면 올바른 운동과 올바른 호흡법 등을 같이 해야 한다. 앞서 언급한 올바른 마음 자세는 말할 것도 없고.

자주 먹으면 좋은 항암 과일

과일	성분
블루베리	안토시아닌, 엘라그산, 레스베라트롤, 비타민 C, 비타민 E
라즈베리 블랙라즈베리	엘라그산, 안토시아닌, 비타민 C, 케르세틴, 켐페롤
딸기	피세틴, 안토시아닌, 플라보노이드, 엘라그산, 비타민 C
체리	안토시아닌, 케르세틴, 엘라그산, 비타민 C, 멜라토닌
사과	케르세틴, 트라이테르페노이드, 비타민 C, 피세틴, 우르솔산
포도	레스베라트롤, 플라보노이드, 안토시아닌, 비타민 C, 비타민 E
복숭아	카로티노이드, 클로로젠산, 페놀화합물, 비타민 C
살구	베타카로틴, 플라보노이드, 비타민 C, 페놀화합물
배	알부틴, 비타민 C, 케르세틴, 카테킨
키위	폴리페놀, 플라보노이드, 비타민 C, 비타민 E
수박	리코펜, 비타민 C, 쿠쿠르비타신 E
참외	비타민 C, 베타카로틴, 플라보노이드

자주 먹으면 좋은 항암 채소

채소	성분
양배추	글루코시놀레이트, 아이소싸이오사이아네이트, 인돌-3 카르비놀, 비타민 C
방울양배추	글루코시놀레이트, 아이소싸이오사이아네이트, 설포라페인, 인돌-3 카르비놀, 비타민 C, 비타민 K
브로콜리	설포라페인, 인돌 3 카르비놀, 글루코시놀레이트, 비타민 C, 비타민 K
케일	베타카로틴, 설포라페인, 인돌 3 카르비놀, 글루코시놀레이트, 비타민 C, 비타민 K
토마토	리코펜, 케르세틴, 캠페롤, 폴리페놀, 비타민 C
여주	카로틴, 페놀화합물, 플라보노이드, 모모르딘, 비타민 C, 비타민 E
셀러리	아피제닌, 라우테올린, 페놀산, 비타민 C, 쿠마린
양파	케르세틴, 알린, 설폭사이드, 비타민 C

자주 먹으면 좋은 항암 견과류와 오일, 씨앗

견과류와 오일, 씨앗	성분
호두	오메가-3 지방산, 페놀화합물
아몬드	비타민 E, 오메가-3 지방산, 플라보노이드
잣	비타민 E, 오메가-3 지방산, 플라보노이드
마카다미아	비타민 E, 오메가-3 지방산, 플라보노이드
아마씨유	리그닌, 오메가-3 지방산, 비타민 E
올리브오일 (엑스트라 버진)	올레오칸탈, 히드록시티로솔, 스콸렌, 올레산
코코넛오일	라우르산, 카프르산, 카프릴산, 비타민 E
들기름	오메가-3 지방산, 로즈마린산, 케르세틴, 폴리페놀
겨자씨	글루코시놀레이트, 아이소싸이오사이안산염, 셀레늄, 오메가-3 지방산

자주 먹으면 좋은 항암 향신료, 허브

향신료, 허브	성분
강황	커큐민, 터메론, 비스데메톡시커큐민, 페놀화합물
마늘	알리신, 디알릴설파이드, 셀레늄, 플라보노이드, 비타민 C, 비타민 B_6
생강	진저롤, 쇼가올, 파라돌, 징게론, 비타민 C
후추	피페린, 비타민 C, 비타민 A, 플라보노이드, 카로티노이드
로즈메리	로즈마린산, 카르노솔
오레가노	로즈마린산, 카르바크롤, 비타민 K, 비타민 E, 비타민 C, 비타민 A, 철분, 칼슘, 마그네슘, 오메가-3 지방산
페퍼민트	멘톨, 멘톤, 로즈마린산, 루테올린, 헤스페리딘, 페놀화합물
바질	유제놀, 로즈마린산, 베타카로틴, 루테인, 사포닌, 케르세틴, 켐페롤
타임	티몰, 카르바크롤, 로즈마린산, 우르솔산, 플라보노이드, 테르페노이드

좌충우돌 암 치료 역사와 항암제 변천사

"우리는 모두 대부분 암 연구가 대체로 사기fraud임을 알아야 한다. 주요 암 연구기관들은 지원자들에 대한 자신의 의무를 저버렸다."

암 치료 연구의 이면

위 문장은 노벨화학상(1954년)과 노벨평화상(1962년) 수상자인 미국인 라이너스 폴링Linus Carl Pauling이 한 말이다.

폴링은 암 연구기관들이 암 치료법 개발에 진심이기보다는 이익 추구에 집중하고 있음을 이처럼 통렬히 비판한 것이다.

미국에서 암 연구자금 대부분은 암 치료제 개발에 할당된다. 암의 원인을 규명하는 연구에는 약 3%, 재발과 전이를 막는 데는 0.5% 정도만 쓰인다. 연구자금의 극히 일부만이 암 원인 규명과 재발과 전이 방지에 쓰이는 것이다. 더 나아가 암 예방법 연구에는 얼마만큼 쓰이고 있을까? 아마 위의 두 항목보다 훨씬 더 적을 것이다.

암 산업 관련자들이 암 예방법 개발로는 돈을 벌 수 없음을 너무 잘 알기 때문에 이에 대해 소극적인 것이 아닐까? 암이 대사질환이라는 사실이 확실하고도 충분하게 과학적으로 밝혀진다 해도 대부분 암 관련 업계는 이를 쉽게 인정하지 않을 것이다. 대사 치료 역시 돈이 되지 않기 때문이다.

현대 의학에서 암을 치료하는 대표적인 방법은 3대 표준치료로 수술과 방사선 치료, 항암요법이다. 새로운 항암제는 꾸준히 개발되고 있지만, 암을 치료하는 방법은 거의 바뀌지 않았다. 환자의 몸을 전체적으로 바라보지 않고 암 자체만 바라보는 편협한 관점 때문이다.

현대의학에서는 암의 원인으로 발암물질, 바이러스, 염색체와 유전자 돌연변이를 우선 지목한다. 주류의학계에서는 여전히 암을 대사질환으로 받아들이지 않는다.

암을 유전질환으로 보게 한 학자들

발암물질이 암을 유발한다고 주장한 사람은 18세기 영국 외과 의사인 퍼시벌 포트Percivall Pott다. 포트는 런던의 굴뚝 청소부들이 고환암에 걸린 것을 보고 발암물질과 암 발생 간의 관계를 처음으로 규명했다. 발암물질에 대한 직업적 노출, 공해, 식품 첨가물 같은 환경 요인이 암을 일으킬 수 있다고 생각한 것이다. 포트는 이어 동물실험을 통해 화학물질이 암을 유발하는 것을 확인했으며, 인체에서도 암을 유발할 가능성을 제기했다. 반대로 발암물질에 대한 노출을 줄이면 암을 충분히 예방할 수 있는 것으로 파악함으로써 현대 암 연구와 예방에 큰 영향을 끼쳤다.

바이러스가 암을 일으킬 수 있다는 것을 발견한 학자는 미국의 바이러스 전문가 페이턴 라우스Peyton Rous다. 그는 1911년 닭의 육종(뼈, 근육, 연골 등 결합조직에 발생하는 악성 종양) 연구에서 특정 바이러스인 라우스 육종 바이러스Rous sarcoma virus가 암을 유발한다는 사실을 발견했다. 이는 암이 바이러스 때문에 발생할 수 있다는 사례를 처음으로 보고한 중요한 발견이었다. 이 연구로 그는 1966년에 노벨 생리학·의학상을 받았다.

유전자 돌연변이가 암을 일으킨다고 주장한 학자는 데이비드 폴 한스만David Paul von Hansemann으로 19세기 말부터 20세기 초까지 활동한 독일 병리학자다. 한스만은 염색체의 무질서와 이상이 암세포에서 특징적으로 나타난다는 사실에 주목했다. 무질서한 염색체가 암 초기부터 모든 증식 과정에 나타나 암세포의 성장과 전이에도 영향을 미친다고 보았다.

DNA의 아버지 제임스 왓슨은 암을 어떻게 봤을까?

DNA 이중나선구조를 발견한 공로로 노벨상을 받은 미국 생물학자 제임스 왓슨James D. Watson은 1970년대 초 암을 유전질환으로 규정했다. 그는 암의 발생이 주로 유전자 돌연변이와 관련 있다고 보고, 암세포의 유전적 변화를 이해하는 것이 암 치료의 핵심이라고 주장했다.

그의 발견은 인간의 모든 유전정보를 해독하고 지도화하는 것을 목표로 하는 '인간 유전체 프로젝트'로 이어졌고, 많은 사람이 이 프로젝트를 통해 모든 질병을 정복할 수 있을 거라 믿었다.

흥미롭게도 왓슨의 주장은 이후 극적으로 변한다. 2013년 그는 암의 주요 원인이 유전자 돌연변이라는 기존 주장을 버리고 암을 유전질환이 아닌 대사질환으로 보아야 한다고 주장했다. 이러한 견해의 변화는 인간 유전체 프로젝트가 완성되어 암과 관련된 유전자 지도가 밝혀졌음에도, 암이 일정한 유전자 돌연변이만으로 설명되지 않는다는 한계를 인식했기 때문으로 보인다. 그는 종양마다 다양한 차이점이 있고, 암세포의 특성들이 무작위적으로 나타남을 보면서, 기존의 유전적 원인론에서 벗어나 대사의 관점으로 암을 이해해야 한다고 판단하게 된 것이다.

항암제 변천사

1세대 항암제: 세포독성 항암제

1940년대~1960년대에 개발된 항암제로 빠르게 분열하는 암세포의 특징에 착안하여 개발되었다. 우리 몸에서 빠르게 분열하는 두피세포와 위장관 상피세포도 함께 공격해서 머리카락이 빠지고 소화가 안되는 등의 부작용이 심하게 나타났다.

2세대 항암제: 분자표적치료제(표적항암제)

암세포 유전자를 목표로 개발한 치료제이며, 정상세포는 공격하지 않고 암세포만 공격한다. 부작용은 줄었으나 암세포가 돌연변이를 일으켜 효과가 사라진다.

3세대 항암제: 면역항암제

면역세포인 T세포의 능력과 면역시스템을 강화하여 암세포를 해결하려는 치료제다. 지나친 면역 활성화로 인한 부작용이 꽤 나타난다.

암 치료에 처음 사용된 항암제는 2차 세계대전 당시 살상 무기로 사용된 질소 머스터드다. 이 가스는 군사적 목적으로 개발된 것이었지만, 3년 후엔 림프종(백혈구의 일종인 림프구에 발생하는 혈액암의 한 형태) 치료제로 사용하기 시작했다. 치료제로 사용하는 데 3년이나 걸린 것은 살상 무기로 암을 치료하는 것을 당시에도 매우 위험한 시도로 여긴 탓이다. 이후 다양한 세포독성(세포를 파괴하기에 붙여진 이름) 항암제들이 개발되었고, 이들 약물은 여전히 암세포뿐만 아니라 정상세포도 파괴하는 위험을 안고 있다. 암세포는 빠르게 증식하는데, 이 세포독성 항암제들은 암세포가 아니지만 빠르게 증식하는 골수, 모낭, 소화기 점막 세포를 공격한다.

최초의 2세대 항암제는 1990년대 개발된 분자표적치료제이자 만성골수성백혈병에 사용한 약물로 이매티닙Imatinib(성분명)과 글리벡Gleevec(제품명)으로 불린다. 이후 2000년대에는 항체 기반 치료제들을 림프종과 양성 유방암 치료에 사용하기 시작했다.

2세대 항암제는 유전자 변이를 가진 암세포만 선택적으로 공격한다는 점에서 1세대 항암제와 차이가 있다. 하지만 2세대 항암제는 암세포가 돌연변이를 일으키는 순간 약효가 사라져, 1세대와 2세대 항암제를 병용하는 치료가 많이 이루어지고 있다. 암세포 억제 효과를 위해 항암제를 섞어서 사용하면 인체에 미치는 치료독성이 커지는 단점도 보고되고 있다. 파클리탁셀(1세대)과 베바시주맙(2세대) 항암제를 병용하면 암세포 억제에는 효과가 있지만, 독성이 2배나 높다.

2010년대 이후, 3세대 면역항암제 시대가 열린다. 면역항암제는 면역세포와 면역체계를 활성화시켜 암세포를 효과적으로 공격하도록 돕는다. 면역 체크포인트 억제제로 펨브롤리주맙Pembrolizumab, Keytruda(제품명)과 니볼루맙Nivolumab,

Opdivo(제품명), 이필리무맙Ipilimumab, Yervoy(제품명)이 개발되었다. 카티CAR-T세포 치료제는 환자의 T세포를 체외에서 유전적으로 변형하고 훈련시킨 후, 다시 체내로 주입하여 암세포를 공격하게 만드는 혁신적인 치료법이다. 이 과정에서 T세포는 암세포를 인식하여 제거하도록 특별히 설계된다. 1, 2세대와 달리 3세대 치료제는 암 환자의 면역세포와 면역체계를 강화한다는 측면에서 조금 더 자연스럽지만, 고형암(고체 형태의 종양이 있는 암)에는 제한적으로 사용되며 면역 활성화로 인한 부작용과 신경독성이 생기기도 한다.

암을 예방하는 생활 습관

암은 유전질환이 아니라 대사질환이다. 암 발병 원인 중 가족력과 유전자가 차지하는 비율이 생각보다 적다. 후성유전학을 통해 암은 유전질환이 아님이 더 확실하게 밝혀졌다.

암은 국소질환이 아니라 전신질환이다. 이는 재발과 전이로 인한 사망률이 90%나 되는 통계를 보면 확인할 수 있다. 또한 암은 직접적으로 사람을 죽이지 않는다. 교통사고 사망자를 부검해보면, 30~40%의 시신에서 종양을 발견할 수 있다.

암세포는 미토콘드리아가 정상 기능을 하지 못하는 상태다. 따라서 암을 예방하려면 세포막을 건강하게 하고 미토콘드리아에 영양소를 충분히 공급하는 것이 중요하다. 건강한 음식과 스트레스 조절, 좋은 생활 습관 등으로 암세포가 더는 자라지 않게 하는 몸 환경을 만드는 것이 암 치료의 핵심이다. 이러한 방법들로 암이 사라지는 것을 경험한 사람들은 많다.

암 예방 생활 습관 1_ 충분한 산소 공급

복식호흡과 스트레칭, 마사지, 가벼운 운동 등으로 몸에 산소가 충분히 공급되게 한다. 혈액순환과 림프순환이 원활하면 몸에서 독소도 잘 빠져나간다. 공기가 맑고 깨끗한 곳으로 일주일에 한 번 이상 가는 것을 추천한다.

To do list

- 아침과 저녁에 5분씩 복식호흡
- 스트레칭과 즐거운 운동
- 주 1회 산림욕 하기

암 예방 생활 습관 2_ 충분한 과일과 채소, 콩, 견과류와 씨앗류 섭취

과일과 채소의 식물영양소는 암세포의 성장과 혈관신생을 막고 면역세포가 활발하게 일하게 돕는다. 특히 아침 식사로 과일을 먹으면 소화효소를 분비할 필요가 없기에 췌장을 비롯한 소화기관이 쉴 수 있어 간헐적 단식을 하는 것과 같은 효과가 있다. 또한 몸속 구석구석에 있는 미세염증을 줄여주는 역할을 한다.

암 환자의 경우, 하루 5잔 정도의 채소즙을 마시면 빠른 해독과 세포재생에 도움이 된다. 충분한 비타민과 미네랄을 얻고 산성 체질에서 약알칼리 체질로 만드는 효과도 있다. 견과류와 씨앗류에 든 풍부한 필수지방산은 세포막을 튼튼하게 하고 세포와 미토콘드리아의 영양 흡수와 독소 제거를 돕는다.

To do list

- **아침: 과일 500g**
- **점심과 저녁: 채소와 콩, 견과류, 샐러드 한 접시**

  (견과류와 씨앗류는 약 50g 섭취. 호두, 아몬드, 잣, 마카다미아 등)
- **하루 채소즙: 암 환자의 경우 5잔, 일반인은 1잔 추천**

  (셀러리즙, 당근즙, 케일즙, 사과당근케일즙 등)

암 예방 생활 습관 3_ 정상 체온 유지

암세포는 저체온에서 더 빨리 성장한다. 정상 체온이 유지되도록 하고 손발을 따뜻하게 한다. 여성의 경우, 아랫배가 차갑지 않게 하는 것이 좋다. 생강차나 계피차 등으로 체온을 올리는 방법도 있다.

To do list

- **운동이나 마사지하기**
- **생강차 또는 계피차 마시기**

암 예방 생활 습관 4_ 자율신경계 균형 잡기

암 환자들은 대체로 교감신경이 항진되어 자율신경계가 불균형한 상태일 때가 많다. 그러니 평소에 부교감신경을 항진시키는 습관을 들이면 좋다. 부교감신경이 항진되면 마음의 평화와 안정이 찾아오면서 면역 스위치가 활성화하면서 켜진다.

웃음치료나 음악치료, 미술치료, 향기치료 등은 마음을 편안하게 해준다. 마음속 미움이나 갈등, 원망, 불안 요소 등은 어떤 방법을 써서라도 해결하고, 욕심이나 집착을 내려놓는 것이 좋다. 생활 속에서 긍정적인 요소를 찾아 늘 감사하고, 삶의 희망을 품는 마음가짐을 추천한다. 편안한 사람과 대화하거나 전문가와 상담하는 것도 좋다.

족욕이나 발 마사지, 어싱으로 부교감신경을 항진시키는 방법도 있다. 자신에게 맞는 마음이 편해지는 방법 한두 가지를 정해 늘 실천하는 생활 습관을 들이는 것이 좋다.

To do list

- **발 마사지, 어싱하기**
- **음악 듣기, 편안하게 대화하기**
- **용서하기, 감사하기**

2장

당뇨는 병이 아니다

사례 운동할 힘조차 없던 당뇨인

62세 박태석(가명) 씨는 중견 기업 대표로 건강 관리를 위해 평소 큰 노력을 기울여왔다. 주 1회 등산과 골프를 했고, 집에서도 유산소운동과 근력운동을 했다. 식사도 현미 잡곡 채소 위주로 하고 외식도 거의 하지 않았다. 그런데도 체력은 점점 떨어지고 당뇨 전 단계 진단을 받았다. 연속 혈당측정기를 달고 지내면서 조심하고 또 조심했으나 혈당은 내려갈 기미를 보이지 않았다.

박태석 씨는 우리 연구소에서 상담을 받은 후 소화가 잘되는 식사와 인슐린 민감도를 올릴 수 있는 영양소를 먹기로 했다. 체력을 급격하게 떨어뜨릴 정도의 운동은 삼가고 매일 걷기와 복식호흡, 명상을 병행했다.

2개월이 지난 후, 박태석 씨의 혈당은 안정적으로 내려갔고 무엇보다 체력이 눈에 띄게 좋아졌다. 전에는 골프를 한 번 다녀오면 2~3일 아무것도 할 수 없는 체력이었는데 이제는 일상생활을 하는 데 아무 문제가 없다.

우리 몸의 세포와 신진대사를 건강하게 만드는 것이 이렇게 일상생활에 확연한 차이를 만드는 것에 다시금 매우 놀라움을 느낀다.

혈당만 관리하면 된다고?

"외할머니는 당뇨 40년 차예요. 처음보다 수치가 240이나 더 상승했어요. 당뇨는 고칠 수 없다고 하던데… 합병증 때문에 요즘은 너무 힘들어하세요. 집 안에서 살살 걸어 다니는 것조차 힘들어하고요. 당뇨는 너무 무서운 병 같아요. 저도 혈당을 체크하면서 살아야 할까요? 요즘은 MZ 세대들도 혈당 체크를 열심히 하던데요."

"당뇨에 걸리는 이유는 혈당을 체크하지 않아서가 아니에요. 약으로 혈당을 내린다고 당뇨가 낫는 것도 아니고요. 당뇨는 인슐린 호르몬이 제대로 작동하지 못하는 인슐린 저항성 때문에 생겨요. 췌장의 베타세포에서 점차 인슐린을 만들지 못하게 되는 것이 당뇨의 근본 원인입니다. 췌장이라는 장기에 과부하가 걸려 발생하는, 췌장 세포의 기능 장애로 인한 질환입니다."

혈당만 관리하면 아무 문제없을까?

요즘 많은 사람이 혈당 관리에 무척 신경 쓴다. 아예 연속혈당 측정기를 몸에 달고 사는 사람도 꽤 늘어났다. 혈당 수치를 내리기 위해 혈당강하제를 먹는 사람도 많다. 이처럼 철저하게 혈당을 관리하는 사람들은 대체로 혈당 수치가 조금이라도 올라가면 큰일 나는 것처럼 생각하고 안정적이면 안심한다. 이렇게 혈당만 잘 관리하면 정말 아무 문제가 없는 걸까?

결론적으로는 아니다. 혈당 수치가 정상이라고 해서 몸이 건강한 것은 당연히 아니다. 혈당강하제로 혈당 수치가 내려갔으니 문제없다고 생각하면 안 된다. 오히려 혈당강하제를 먹다가 당 수치가 300, 400을 넘어 결국 인슐린까지 맞게 되는 경우를 허다하게 보았다.

혈당 체크를 열심히 하는 것보다 몸을 건강하게 만들어 혈당이 잘 조절되게 하는 편이 낫다. 혈당 수치를 내리는 게 문제가 아니라 몸과 혈당과 관련된 장기가 건강해지는 게 중요하다는 말이다. 무엇보다 유념해야 할 일은 혈당을 관리하는 장기인 췌장에 과부하가 걸리지 않게 해야 한다는 점이다.

"췌장에 과부하가 걸린다는 게 무슨 말이에요?"

"우리가 음식을 먹으면 췌장은 열심히 일해야 해요. 소화효소뿐만 아니라 혈당조절 호르몬도 분비하지요."

췌장은 소화효소를 분비한다

"하루에 만들어지는 췌장액은 무려 2리터나 돼요. 췌장은 우리가 활동하는 데 필요한 에너지원이 되는 탄수화물, 단백질, 지방 모두를 소화하는 효소를 만들고 분비하지요.

우리가 입속에 뭔가를 넣을 때마다 췌장은 열심히 일해요. 음식물을 많이 씹어서 삼키라고 하는 데는 중요한 이유가 있어요. 입에서 음식물이 침과 충분히 섞이면 소화에 도움이 되기 때문이지요. 입과 위에서 소화가 덜된 탄수화물은 췌장이 소화효소를 더 많이 분비해 소화해야 하거든요. 우리가 음식물을 많이 먹고, 특히 잘 씹지 않은 채 삼키면 결국 췌장이 혹사를 당하게 되는 셈이죠."

우리가 식사할 때마다 췌장은 꽤 비중 있는 일을 하고 있다. 췌장 덕분에 먹은 음식이 에너지로 바뀌는 것이다. 탄수화물은 소화효소 아밀라아제에 의해 대사되어 포도당으로 바뀐다. 단백질은 프로테아제에 의해 대사되어 아미노산으로 바뀌고, 지방은 리파아제에 의해 지방산으로 바뀌는 것이다.

이처럼 신진대사를 통해 생긴 포도당과 아미노산과 지방산은 온몸에 에너지를 주고 피와 살을 만들어낸다. 음식이 피와 살과 에너지로 바뀌는 모든 과정은 신진대사의 결과다. 음식의 칼로리와 성분을 따지는 것보다 대사가 잘되게끔 하는 것이 건강에 훨씬 좋다.

자주 또는 늘 과식하거나 폭식하면 몸의 신진대사에 문제가 생긴다. 특히 췌장이 과로하게 되면서 제 역할을 다하지 못한다. 식사는 무조건 맛있는 음식을 많이 먹는 게 최선이 아니며, 췌장의 과로를 줄이면서 즐겁고 맛있게 무엇보다도 적당히 먹는 게 중요하다. 내가 먹는 음식이 몸속 소화효소를 지나치게 사용하게 하고, 혈당 호르몬 분비를 너무 심하게 자극하는 것은 아닌지 살펴보는 게 좋다.

췌장은 혈당도 관리한다

혈당은 혈액 속 당류, 특히 포도당 형태로 세포로 들어가 에너지원으로 사용되는 우리 몸의 중요한 자원이다. 더 중요한 점은 이 혈당이 몸 구석구석 골고루 잘 전달되어야 한다는 것이다.

우리가 살고 있는 지구의 모습과 비교하면, 한편에서는 음식물이 넘쳐나 비만이 큰 문제가 되고 음식물 쓰레기가 넘쳐나지만, 다른 한편에서는 먹을 것이 부족해 기아에 허덕인다. 그 이유는 식량의 절대량이 부족해서가 아니라 배분이 잘 이뤄지지 않기 때문이다.

혈당도 마찬가지다. 우리 몸 어느 한 부분에만 집중적으로 공급되면 안 된다. 몸속 구석구석까지 잘 전달되어야 한다. 혈액 속 당분을 몸속 여기저기로 운반하는 물질이 인슐린이다. 인슐린은 혈중 포도당을 세포로 이동시켜 혈당을 낮추는 역할을 하며, 간에서 포도당 생성을 억제하고, 지방 분해를 감소시킨다.

그런데 혈당 수치가 너무 떨어지는 저혈당 상태도 고혈당 못지않게 큰 문제가 된다. 저혈당 상태가 되면 간에서 글루카곤glucagon 호르몬이 분비되어 간에 저장된 글리코겐을 포도당으로 분해하고, 이를 혈액으로 방출해 혈당을 올리는 역할을 한다. 인슐린과 반대로 작용하는 것이다. 이처럼 당을 에너지원으로 사용하는 우리 몸에서는 인슐린과 글루카곤의 협동작전이 매우 중요하다.

"할머니는 당뇨약을 꾸준히 드시는데 왜 좋아지지 않을까요?"

"약은 치료제가 아니에요. 증상 완화가 목표지요. 혈당 수치가 높을 때 약을 먹으면 내려갑니다. 약은 오른 혈당을 낮춰주며 일시적으로 조절하는 역할만 하지요. 원인을 해결하는 것이 아니기 때문에 계속 약을 먹어야 하지요. 근본적인 해결책은 혈당 대사와 인슐린 대사를 바로잡는 거예요."

당뇨 약이 작동하는 방식

약은 우리 몸에서 자연스럽게 일어나는 기전機轉(생리 반응이나 약물이 작동하는 원리)을 차단한다. 혈당지수가 높으면 자연스러운 당 합성(포도당이나 글리코겐을 만드는 과정)을 차단해 당이 흡수되지 못하게 한다.

초기 당뇨 환자가 많이 사용하는 메트포르민metformin은 AMP-활성 단백질키나아제Adenosine Monophosphate-Activated Protein Kinase, AMPK 효소를 활성화하여 간에서 포도당이 생성되는 것을 차단하고 장에서 포도당이 덜 흡수되도록 하여 혈당을 내린다. AMPK 효소를 통한 이 대사 시스템은 세포가 에너지 균형을 유지하도록 조절한다. 지방산 분해를 촉진하거나 세포의 포도당 흡수를 올리거나 단백질 합성과 자가포식을 촉진해 에너지를 줄이는 방식으로도 움직인다.

디피피-포DPP-4 억제제 약물은 인슐린 분비를 촉진하고 글루카곤 분비를 줄이는 약물로 디피피-포 효소의 활성을 억제하는 역할을 한다. 또 위에서 음식물이 배출되는 속도를 늦춰 포만감을 느끼게 하며, 이를 통해 체중 관리에 도움을 주기도 한다.

설폰요소제sulfonylureas는 췌장 베타세포의 인슐린 분비를 자극하는 약물이다. 이 약물은 ATP-민감성 칼륨 채널(KATP 채널)을 닫아, 세포 내 칼륨 농도를 줄여 세포막 탈분극depolarization

이 일어나 칼슘 채널이 열리면서 인슐린이 나오도록 작용한다.

췌장 베타세포가 파괴되어 인슐린 분비가 잘되지 않는 심한 당뇨 환자는 인슐린을 투여받는다. 이 약물은 제1형 당뇨병 환자 또는 인슐린 분비가 부족해진 심한 제2형 당뇨병 환자에게 사용된다.

당뇨 관리를 위한 다양한 혈당 조절제가 있으며, 여러 약물을 병용해 당뇨 환자를 치료하기도 한다. 일부 약물은 저혈당을 일으키기도 하는데 혈당을 너무 많이 떨어뜨려서 생기는 현상이다. 이처럼 당뇨 약물들은 인체 신진대사의 복잡한 단계들을 차단하는 방식으로 작동한다. 전문 용어들을 모두 알고 있을 필요는 없지만, 우리 몸은 단순한 기계가 아니라 매우 복잡하고 정교하게 신진대사 하는 생명체라는 사실만큼은 잘 이해하고 있어야 한다.

당뇨약뿐만 아니라 많은 약물이 신진대사를 차단하는 방식으로 작동한다. 콧물이 흐르면 염증반응을 일으키는 히스타민 분비를 차단하는 항히스타민제로 콧물을 막고, 콜레스테롤이 높으면 콜레스테롤 합성을 억제하는 약을 쓴다. 자연스러운 증상을 화학 약물을 써서 차단하는 것이다. 인위적인 신진대사가 이루어지기에 몸에서는 부작용이 일어날 수 있다.

이런 약들은 영양소를 많이 사용해 영양 결핍을 일으키기도 한다. 항염증제나 항우울제, 콜레스테롤저하제 등은 미토콘드리아를 손상시킨다. 호르몬 요법을 쓰거나 피임약을 먹으면 비타민 B_6, B_{12}, 엽산과 마그네슘 등이 고갈된다. 역류성식도염 처방제인 '양성자 펌프 억제제PPI'는 장기간 복용할 경우 엽산, 철, 아연 흡수를 방해해 면역력을 떨어뜨릴 수 있다.

이러한 부작용 때문에 약을 먹을 땐 보통 2주 정도만 복용해야 하는데, 많은 사람이 별생각 없이 장기간 약을 먹기 일쑤다. 약을 처방받을 때 기간 제한과 부작용에 관해 안내받은 대로 지키면 다행이다. 하지만 많은 경우 10~20년 동안 약을 먹으면서 몸이 더 나빠지는 이유를 나이 탓으로 돌린다. 장기 약물 복용은 몸을 서서히 망가뜨린다는 것을 명심해야 한다.

약을 끊어도 될까?

용감하게 약을 끊고 신진대사를 좋아지게 하는 식사법을 선택한 사람들도 있다. 그러자 몸이 더 좋아졌다고 말한다.

관절염과 고지혈증, 고혈압, 당뇨 등으로 하루에 30알 가까운 약을 먹던 어떤 분은 스스로 약을 끊고 식습관을 완전히 바꾼 경험을 필자에게 이야기해주었다. 매일 한 움큼씩 약을 먹으면서 병이 낫기를 기대했지만, 오히려 새로운 부작용이 생기는 것 같아서 용기를 내서 약을 끊게 되었다고 한다. 이분은 소화가 잘되는 자연식으로 바꾼 후 오히려 약을 먹을 때보다 덜 아프다고 했다.

통증이 거의 사라졌다는 것이다.

물론 누구나 약을 끊어도 되는 것은 아니다. 모든 사람에게 똑같이 적용할 수는 없다. 다만 이분은 "함부로 약 끊으시면 안 돼요"라는 말에 무서워서 약 끊을 생각조차 못했는데, 약이 증상 완화제고 치료제가 아니라는 사실을 알게 되면서 시도해보았다고 했다.

약을 먹든, 먹지 않든 무엇이 자기 몸을 위해 좋은지 잘 살펴보고, 공부가 필요하면 공부를 해서라도 스스로 판단하는 것이 좋다. 이것이 건강 주도권을 가지는 방법이다.

우리 몸에서 일어나는 혈당 대사

혈당이란 혈액 속 당으로 우리 몸에서는 포도당을 의미한다. 포도당은 인체의 주요 에너지원이다. 포도당이 에너지로 활용되기까지 우리 몸에서 벌어지는 일을 4단계로 나누어 살펴본다.

1단계: 식사와 포도당 흡수

포도당은 주로 탄수화물 음식으로 섭취한다. 쌀밥, 과일, 채소(고구마, 단호박 등)와 견과류에 들어 있다. 탄수화물과 포도당은 가공식품과 가공 음료에도 많이 들어 있다. 밀가루와 쌀로 만든 빵, 라면, 국수, 떡, 과자 같은 식품과 설탕이 들어간 음료 등이다.

탄수화물은 입에서부터 포도당으로 분해되며 위장에서 소화되어 소장에서 흡수된다. 포도당은 혈류를 타고 온몸에 흡수된다. 같은 탄수화물이라도 씹어서 먹는 음식은 혈당이 느리게 상승하지만, 액체 상태로 마시는 당분 음료는 위장에서 빠르게 소화되어 혈액으로 흡수되기에 혈당이 급격하게 상승한다. 식사 후 혈당 수치가 올라가는 이유도 섭취한 탄수화물이 소화되어 포도당이 혈액 속에 늘어나기 때문이다.

2단계: 포도당과 짝꿍인 인슐린

포도당은 혈액을 통해 간세포, 근육세포, 지방세포, 신경세포, 뇌세포 등 온몸 어디든 필요한 곳에 공급된다. 이때 포도당은 혼자 이동하지 않고, 인슐

◦◇◦◇◦◇◦◇◦◇◦◇

린 호르몬에 의해 운반된다. 인슐린은 탄수화물이 소화된 후 췌장의 베타 세포에서 분비되어 포도당이 세포 내부로 들어가 에너지원으로 사용될 수 있게 한다. 포도당 대사에서 당과 인슐린은 항상 함께 작동하는 '짝꿍'이다.

3단계: 세포에서 일어나는 포도당 대사

인체에서 호흡, 소화, 근육합성, 면역 등 신진대사가 원활하게 이루어지려면 ATP라는 에너지가 필요하다. 포도당 한 분자는 세포 속으로 들어가 모두 38개의 ATP를 만드는데, 이 대사 과정을 해당작용glycolysis(글라이콜리시스)이라고 한다. 이 과정을 좀 더 자세히 살펴보면, 포도당 한 분자는 우선 2개의 ATP를 만들고, 시트르산 회로TCA cycle를 통해서 2개의 ATP를, 전자전달계와 산화적 인산화 과정을 통해 미토콘드리아에서 34개의 ATP를 만들어 모두 38개의 ATP가 만들어진다.

4단계: 남아도는 포도당은 지방으로 저장

우리 몸은 사용하지 않은 포도당을 간과 근육에서 글리코겐 형태로 저장하며, 필요할 때 다시 포도당으로 분해한다. 그런데 포도당이 너무 많이 남아돌면 지방조직에 중성지방 형태로 저장한다. 그래서 밥이나 빵, 면, 떡, 달콤한 디저트류 등 탄수화물을 과식하면 지방이 늘어나게 된다.

당뇨는 세포와 미토콘드리아 손상이다

"당뇨도 암의 원인이 될 수 있는 세포대사에 문제가 생긴 걸까요?"

"당뇨는 혈당조절 인슐린이 분비되는 췌장의 베타세포에 문제가 생긴 거예요. 정제 탄수화물과 정제 당분을 지나치게 많이 먹으면 인슐린 저항성이 생겨요. 인슐린이 정상적으로 작용해도 세포가 제대로 반응하지 않는 상태가 되는 거지요. 그러면 혈당을 낮추는 인슐린 기능이 떨어져 혈당 균형이 깨지니 여러 질환이 생길 수 있답니다. 인슐린 저항성은 당뇨 외에도 다양한 혈관질환과 치매, 알츠하이머 등을 일으키지요."

질병은 세포의 미토콘드리아가 손상된 상태다

앞에서도 자세히 언급했지만, 모든 질병의 근본 원인은 세포 손상이며, 특히 세포막과 세포 내 소기관인 미토콘드리아가 제 기능을 하지 못하는 상태다. 미토콘드리아는 우리 몸에서 에너지를 생산하는 중요한 기관으로, 세포가 손상되면 미토콘드리아가 정상적으로 에너지를 공급하지 못해 여러 질병이 발생할 수 있다.

미토콘드리아는 세포의 주기와 성장에도 관여하고 칼슘대사도 조절하며 암세포처럼 문제가 생긴 세포를 해결하는 세포 자멸도 일어나게 한다. 몸에 에너지가 부족해 무기력하고 피곤하며 염증에 시달린다면, 이는 미토콘드리아 손상과 관련 있을 수 있다.

당뇨가 있는 사람도 미토콘드리아가 손상되면 에너지 부족으로 세포 대사가 느려져 인슐린 저항성이 증가하고 췌장에서 인슐린 분비가 줄어들 수 있다. 이러한 상태는 신체 대사와 면역 기능에도 영향을 미쳐 건강에 여러 가지 문제를 일으킬 수 있는데, 기초대사율이 떨어지고 체온도 낮아진다. 적당한 체온은 자율신경계를 자극해 신체 대사를 활성화하지만, 미토콘드리아가 손상되면 신체는 열 손실을 줄이기 위해 체지방을 늘린다. 그래서 다이어트를 해도 살이 잘 빠지지 않는데, 이는 신체가 에너지 부족과 체온 저하를 보상하기 위해 지방을 축적하는 자연스러운 반응이다.

정제 탄수화물 음식이나 튀김처럼 지방이 산화된 음식을 많이 먹으면 세포가 손상되기 쉽다. 특히 세포막은 이중지질막으로 구성되어 이를 유지하기 위해서는 반드시 좋은 지방을 섭취해야 한다. 좋은 지방은 세포막의 유연성을 유지하고 세포가 정상적으로 기능하는 걸 돕는다. 그래야 세포 속 미토콘드리아 손상도 막을 수 있다.

포도당이 넘쳐나 고혈당 상태가 지속되면 활성산소가 발생한다. 이로 인해 산화oxidation와 당화glycation가 동시에 일어나 신진대사에 악영향을 미친다. 산화는 세포를 손상하고, 당화는 단백질과 당이 비정상적으로 결합하여 세포 기능을 방해하기 때문이다.

이처럼 고혈압, 당뇨병, 암, 간암, 심혈관질환, 자가면역질환 등 각종 질환과 노화는 미토콘드리아 손상을 그 원인으로 볼 수 있다.

질병은 세포해독이 이루어지지 않은 상태다

질병은 세포해독이 제대로 이루어지지 않은 상태로, 세포에서 일어나는 해독 작용을 오토파지autophagy라고 부른다. 오토파지는 '스스로auto 먹는다phagy'는 뜻을 지닌 합성어로, 세포에서 일어나는 자가포식 작용이다. 세포 내부에 축적된 독소와 손상된 구성 요소를 세포 스스로 제거하는 과정인 것이다. 당뇨, 알츠하이머, 파킨슨, 치매, 루게릭병 등은 모두 오토파지가 잘 일어나지 않은 결과다.

오토파지를 발견한 사람은 일본의 세포생물학자 오스미 요시

노리Ohsumi Yoshinori 박사다. 그는 이 발견으로 2016년 노벨 생리의학상을 수상했다. 오토파지 작용은 세포가 영양 결핍 상태가 되거나 병원체가 침입했을 때 활성화하며, 필요에 따라 세포의 자기 소멸을 유도하기도 한다. 오토파지가 원활하게 작동하면 노화한 세포, 암세포, 병든 세포를 제거하여 질병을 예방하고 건강한 상태를 유지할 수 있다. 다시 말하면, 노화를 늦추고 스트레스에 효과적으로 대응하며 면역력을 유지하려면 오토파지가 잘 작동하는 신체 환경을 만들면 된다.

오토파지 작용이 활발하게 이루어지도록 하는 것은 어렵지 않다. 세포 내 영양 섭취를 줄이는 간헐적 단식이나 소식을 하면 된다. 2019년 오키나와 과학기술연구소Okinawa Institute of Science and Technology의 연구에 따르면, 간헐적 단식을 하면 신진대사를 촉진하는 44가지 대사물질 수치가 증가한다. 또한 과일, 통곡식, 단호박 같은 건강한 탄수화물과 충분한 섬유질, 오메가-3 지방산 같은 좋은 지방을 섭취하는 것도 오토파지 촉진에 도움이 된다.

당뇨가 빨리 오는 식사법

"아시아 식단이 서구 식단보다 건강한 식단이라는데, 우리나라에 당뇨 환자가 많은 게 좀 이상해요. 식단 때문이 아니라 한국인은 원래 췌장이 약해서 그런 것 아닐까요?"

"사실 우리가 먹는 음식 중에는 혈당을 빠르게 올리는 것이 많아요. 게다가 식사 후에 과일이나 디저트를 먹는 습관도 혈당 상승에 기여하지요. 밥, 빵, 면, 떡 위주로 식사한 다음 과일이나 케이크, 빵 같은 디저트를 더하면 당분을 너무 과하게 섭취하기 마련이지요."

고지혈증, 고혈압과 당뇨 전 단계가 함께 온다

밥, 빵, 면, 떡과 케이크 같은 음식은 대부분 정제 탄수화물로 만든다. 이런 음식을 계속 먹으면 고지혈증, 고혈압, 그리고 당뇨 전 단계로 이어질 위험이 크다. 정제된 탄수화물은 혈당을 빠르게 상승시켜 인슐린이 과다하게 나오고, 간에서는 남아도는 포도당을 글리코겐 형태로 저장한다. 글리코겐 저장 용량을 넘어서면 포도당은 지방으로 바뀌어 저장되어 지방간이 생기거나 혈액 속 지방 수치가 올라가는 고지혈증이 나타날 수 있다. 고기나 지방 성분이 많은 음식이 아닌 탄수화물 음식을 주로 먹는데도 중성지방이나 콜레스테롤 수치가 높게 나오는 이유다.

고지혈증은 고혈압으로 이어지기 쉽다. 혈액에 당분과 지방이 많으면 혈중 중성지방 농도가 높아져 혈액을 말초혈관까지 보내기 위해 심장이 더 강하게 펌프질해야 하니 혈압이 상승하는 것이다. 사실 고혈압은 온몸 곳곳에 산소와 영양분을 충분히 공급하기 위한 자연스러운 생리 반응이다. 고혈압, 고지혈증, 당뇨는 상호 연관성이 깊어 함께 나타나기 쉬운 '3종 질환 세트'라 할 수 있다.

"혈당을 빠르게 상승시키는 음식이 문제이긴 하지만, 남은 당분이 독소로 작용하는 예도 있어요. 몸속의 남아도는 당분이 단백질이나 지방과 결합해 만들어진 성분을 최종당화산물이라고 하는데, 이 성분은 자연스러운 신진대사를 방해해요. 그래서 당독소glycotoxin라고 부르지요. 당독소가 신체에 쌓이면 염증, 노화, 각종 질병의 원인이 될 수 있어요."

"당분이 독극물이 되어버리는 거네요. 우리 몸에 꼭 필요하면서도

넘치면 독소가 되니, 지킬과 하이드 같은 존재네요. 당독소는 어떻게 우리 몸을 아프게 하나요?"

최종당화산물은 우리 몸을 공격한다

최종당화산물은 세포 대사와 미토콘드리아 기능에 문제를 일으켜 많은 대사 질환의 원인으로 주목받고 있다.

세포막과 결합하면 세포 간 신호 전달을 방해하고 세포 내부에 산소와 영양소를 공급하기 어렵게 한다. 세포 내 DNA와 결합하면 DNA 변성을 유발하여 유전적 손상을 일으킬 수도 있다. 면역세포에 달라붙으면 염증반응을 방해하고, 혈관 내벽에 축적되면 혈관을 좁아지게 만들어 심혈관질환의 위험을 높인다.

고지혈증, 고혈압, 죽상동맥경화증, 심근경색, 뇌졸중, 알츠하이머, 당뇨병, 암 등 각종 만성질환은 몸에 최종당화산물이 많을 때 급속도로 나빠지기도 한다. 이외에도 기미와 주름 같은 피부 노화와 신체의 전반적인 노화를 앞당긴다. 노화를 늦추는 것 역시 최종당화산물의 생성을 최대한 줄이는 식사법에서 시작된다고 할 수 있다.

"그럼 최종당화산물은 어떻게 해서 많이 만들어지는 거예요? 빵

이나 면류 음식을 많이 먹을 때만 그런가요?”

“빵이나 면 같은 음식은 정제 탄수화물이니 과하면 당연히 문제가 되겠지요. 하지만 세상에는 항상 훨씬 더 골치 아픈 악당들이 있게 마련이지요. 문제는 이 악당들이 무시하기에는 너무 매력적이라는 데 있어요.”

최종당화산물을 만들어내는 식사법이 있다

최종당화산물은 입맛 당기는 음식들에 많다. 예를 들면 기름에 바삭하게 튀긴 치킨, 구운 삼겹살, 튀김 요리 등은 모두 고온에서 조리되는 과정에서 최종당화산물이 생긴다. 이런 과정들은 마이야르 반응maillard reaction, 캐러멜화caramelization 등으로 불리는데, 고온에서 당분과 단백질, 혹은 당분과 지방이 결합해 최종당화산물을 만든다. 결과적으로, 고소하고 바삭한 음식들은 최종당화산물이 많은 음식으로 볼 수 있다. 이미 튀기거나 구워서 만든 가공식품에도 최종당화산물이 많이 포함되어 있다.

젊고 건강하더라도 튀긴 치킨이나 튀김처럼 고온에서 조리된 음식을 자주 먹다 보면 몸이 급격하게 나빠지기도 하고 나이보다 더 늙어 보이기도 한다. 최종당화산물이 많은 음식을 자주 먹으면 세포 대사가 망가져 독소가 해독되지 못하고 세포에 산소와 영양소가 충분히 공급되지 않기 때문이다.

최근에는 젊은 환자를 위한 병원이 따로 생길 정도로 젊은 암, 젊은 당뇨, 소아 비만과 소아 당뇨가 증가하고 있다. 심지어 젊은 치매 환자까지 발생하고 있다. 최종당화산물의 피해가 전방위적으로 퍼져, 국민의 건강과 생활에 큰 위협이 되고 있음을 보여준다.

당뇨를 앞당기는 산화

우리 봄의 노화를 가속하는 두 가지 중요한 변화는 신화와 위에서 언급한 당화다. 산화는 철이 산소와 결합하면 녹이 슬듯 우리 몸에서도 세포와 혈관이 활성산소 때문에 손상되는 현상이고, 당화는 단백질과 당이 비정상적으로 결합하여 세포 기능을 방해하는 현상이다.

산소는 생명을 유지하기 위해 절대적으로 중요한 요소다. 문제는 정상적인 인체 대사 과정에서 끊임없이 만들어지는 물질인 활성산소다. 우리가 호흡하는 산소의 2~5% 정도는 활성산소로 바뀌며, 적당한 양의 활성산소는 세포를 보호하고 세균이나 바이러스를 처리하는 중요한 역할을 한다. 하지만 활성산소에 '보이지 않는 살인자'라는 별명이 붙은 이유는 과도하게 생성되면 몸속 구석구석에서 다양한 문제를 일으키며 세포 손상, 염증, 노화 등을 촉진하기 때문이다. 따라서 활성산소의 균형을 유지하는 것은 건강과 노화를 늦추기 위해 꼭 필요하다.

콜레스테롤도 산화된다. 많은 사람이 콜레스테롤 수치에 신경 쓰며, HDL 콜레스테롤(좋은 콜레스테롤)과 LDL 콜레스테롤(나쁜 콜레스테롤)의 적정 수치에 대한 논란도 여전하다. 그러나 문제의 핵심은 콜레스테롤 자체가 아니라 산화된 콜레스테롤이다. 산화된 콜레스테롤은 혈관 벽에 쌓여 혈관을 좁게 만들어 동맥경화와 고혈압을 유발할 수 있다. 콜레스테롤 산화의 주된 원인 역시 활성산소다.

산화는 세포막, DNA, 혈관 벽, 면역세포에 영향을 미쳐 전반적인 세포 기능과 신진대사를 저하시킨다. 따라서 콜레스테롤 관리에서 중요한 점은 단순히 수치를 낮추는 것이 아니라, 산화를 방지하는 항산화를 강화하는 것이다.

활성산소는 췌장의 베타세포에도 영향을 미친다. 베타세포를 손상해 인슐린을 제대로 생성하고 분비하는 기능에 장애를 일으키게 만든다. 그러면 혈당조절이 어려워지고 당뇨가 발생할 수 있다.

활성산소는 암 환자에게도 부정적인 영향을 미친다. 영국에서 발행되는 학술지 『사이언티픽 리포트*Scientific Report*』에 따르면, 활성산소는 암세포의 성장을 촉진해 암의 진행과 악화를 부추긴다.

산화를 촉진하는 대표적인 음식이 초가공식품과 패스트푸드, 고온에서 조리한 음식이다. 이들 음식은 주로 공장에서 만들어지며, 가공 과정에서 영양소와 효소가 파괴되어 영양가가 낮다. 이 음식들을 소화 흡수하는 과정에서 몸속 효소가 많이 사용되며, 특히 첨가물이 많이 든 가공식품을 해독하기 위해 간과 신장이 과로하기 쉽다. 요즘 십 대 대사질환 환자가 늘어나는 주요 이유도 가공식품을 많이 섭취하기 때문으로 보인다. 당뇨와 각종 대사질환, 노화를 미리 예방하고 싶다면 몸이 산화되지 않도록 주의해야 할 것이다.

당뇨는 치매를 유발한다

"한식이 몸에 좋은 식사인 줄 알았는데, 당류 위주로 먹게 돼 당뇨가 오기 쉽다니 조심해야겠네요. 산화나 당화도 우리 식생활에서 일상적으로 일어나는군요."

"맞아요, 건강에 좋은 자연 음식을 의식적으로 챙겨 먹지 않으면 안 돼요. 가공식품은 편하게 먹을 수 있으니 쉽게 손이 가지만, 영양이 부족할 뿐 아니라 장기적으로 건강에 해롭습니다. 최근에는 당뇨와 치매 사이의 상관관계가 드러나고 있어 더 주의를 기울여야 해요. 젊은 치매 환자가 나온다니 안타까운 상황이에요."

"당뇨가 고혈압과 고지혈증 외에도 치매로 이어진다는 말씀이시죠? 당뇨와 치매는 무슨 상관이 있나요?"

당뇨는 혈관병이다

당뇨는 그 자체로도 어려운 질환이지만 더 무서운 것은 합병증이다. 당뇨는 한마디로 혈관병이다. 혈액 속의 끈적한 당분은 산소 이동을 방해하여 혈액이 잘 순환되지 않고 염증이 생기게 한다. 세포는 혈액을 통해 산소와 영양소를 공급받는데, 제대로 공급받지 못하면 말초 조직이 괴사하게 되어 당뇨성 발 질환 같은 합병증이 생길 수 있다. 망막변성이 일어나면 시력을 잃기도 한다. 이 외에도 다양한 말초혈관 질환과 신경 질환, 조직 괴사가 일어난다.

우리 몸은 혈액을 통해 산소와 영양소를 공급받아 몸 전체의 신진대사를 원활하게 유지한다. 혈액순환이 제대로 되지 않으면 온몸 세포 대사에 문제가 생긴다. 당뇨로 인한 합병증은 작은 혈관질환 정도에 머무르지 않고 큰 혈관질환으로 이어지기도 한다.

심지어 심장으로 가는 혈관이 좁아지거나 막히는 관상동맥질환과 심근경색이 일어날 수 있다. 뇌로 가는 혈류가 차단되어 뇌졸중과 뇌경색도 일어날 수 있다. 뇌졸중은 다른 신체 기능 장애를 만들어내는 또 다른 합병증의 원인이 된다. 당뇨는 심부전도 일으킬 수 있는데, 심장에 혈액이 부족해져서 심장의 펌프 기능을 떨어뜨리기 때문이다.

혈관 손상은 치매로 이어진다

더욱 심각한 사실은 당뇨와 치매의 상관관계가 계속해서 드러나고 있다는 점이다. 치매 환자의 50%는 당뇨가 있거나 당뇨 전 단계 상태다. 당뇨로 인한 혈관 손상과 염증은 뇌 혈류를 부족하게 만들어 뇌세포가 산소와 영양소를 충분히 공급받지 못하게 한다. 혈관성 치매의 직접적인 원인이 될 수 있는 것이다.

지속적인 고혈당은 뇌세포를 손상하고 사멸을 부추긴다. 고혈당은 췌장과 뇌에 베타아밀로이드 단백질이 쌓이게 하는데, 뇌에 축적된 베타아밀로이드 단백질 대사산물은 치매의 원인으로 알려져 있다. 아직 명확한 이유는 밝혀지지 않았지만, 건강하지 않은 세포 대사의 결과물로 여겨진다.

인슐린 저항성은 뇌 건강에도 문제를 일으키는 것으로 알려져 있다. 뇌는 당분을 주요 에너지원으로 사용하는데, 인슐린 기능에 이상이 생기면 뇌세포의 대사 활동이 떨어질 수밖에 없다. 이처럼 인슐린 저항성은 단순히 당뇨의 문제가 아니라, 당 대사에 문제를 일으켜 몸 전체에 악영향을 미친다. 혈당과 췌장에 인슐린 저항성이 생기지 않도록 잘 관리하는 것이 중요하다.

그동안 당뇨는 제1형과 제2형 두 가지로 구분해왔다.

제1형 당뇨는 주로 소아 당뇨로, 선천적으로 췌장의 베타세포에 문제가 있어 인슐린이 제대로 분비되지 않는 당뇨다.

제2형 당뇨는 후천적인 생활습관병으로, 정제 탄수화물 음식 같은 몸에 좋지 않은 식사를 계속해오면서 인슐린 저항성이 생긴 상태를 말한다.

최근에는 치매와 당뇨의 상관관계가 밝혀지면서, 당뇨 때문에 발생한 치매를 제3형 당뇨로 분류하기 시작했다. 정리하면, 당뇨는 췌장의 베타세포 기능장애와 인슐린 저항성 때문에 발생하는 혈관질환으로, 제1형과 제2형 외에 제3형 당뇨는 뇌 건강과 밀접한 관련이 있다.

인슐린 저항성은 반드시 해결해야 한다

이 책에서 계속 강조했듯이, 당뇨는 생활 질환이다. 내가 선택한 음식 하나가 고혈당이나 저혈당 쇼크를 일으킬 수 있다. 단순히 혈당이 오르락내리락하는 문제로 끝나면 다행이지만, 실제로는 그렇게 간단히 지나가지 않는다. 혈당 변화는 몸 전체에 심각한 영향을 미치며, 계속될 경우 혈관 손상과 신경 문제, 장기 손상 등 다양한 합병증을 일으킨다. 무심코 선택한 음식 하나가 치매와 심장병까지 오게 한다면 꽤 중대한 문제가 아닐 수 없다.

췌장 기능 상실로 인슐린이 분비되지 않아 인슐린 주사를 맞는 사람들을 본 적이 있을 것이다. 식사 후마다 인슐린 주사를 맞아야 하는 삶은 단순히 불편하다는 말로는 그 고충을 온전히 표현할 수 없다. 게다가 인슐린을 투여받으면 에너지가 부족해 늘 무기력하고 피로감을 느끼기도 한다. 당뇨로 인한 합병증에 대한 두려움도 늘 안고 살아가게 된다.

따라서 인슐린 저항성이 시작되었을 즈음인 당뇨 전 단계에서 반드시 혈당을 정상으로 돌려놓아야 한다. 우리 주변에서 당뇨 전 단계 상태인 사람들을 흔히 볼 수 있다. 예를 들면, 한 끼만 걸러도 어지럽다고 하거나, 일하다가도 갑자기 집중력이 떨어지거나 식사한 지 얼마 지나지 않았는데도 금세 허기를 느끼는 경우 등이다.

이런 현상들을 몸이 보내는 경고 신호로 받아들여야 한다. 주로 먹는 음식과 식습관을 돌아보고 인슐린 저항성을 관리해 인슐린 민감도를 높이는 것이 무엇보다 중요하다. 지금까지 살펴보았듯이 인슐린 저항성은 신진대사뿐만 아니라 뇌 기능장애와 치매와도 밀접한 관련이 있으니 초기에 관리해야 한다.

당뇨는 췌장 관리가 필수다

췌장의 역할이 얼마나 중요한지 설명을 들은 지원 씨는 췌장암으로 췌장 부분 절제수술을 받은 할머니와 관련된 질문을 쏟아냈다.

"할머니는 삼시세끼를 한식 위주로 잘 드셨어요. 근육이 약해질까 봐 고기와 생선, 계란도 늘 챙겨 드셨고 뼈가 튼튼해지라고 우유도 매일 마시고요. 무엇 때문에 췌장에 과부하가 온 걸까요?"

"우리나라는 쌀 중심 문화권이어서 삼시세끼를 쌀밥 위주로 식사하는 것이 가장 좋다고 믿는 분이 많아요. 거기다 단백질을 충분히 섭취하는 것이 좋다는 잘못된 정보가 널리 퍼져 고기와 생선, 우유 같은 음식도 필요 이상으로 먹는 편이고요.

여기서 우리가 곰곰이 생각해봐야 할 게 있어요. 우선 하루 세 번 하는 식사 때문에 췌장이 얼마나 많은 일을 하게 되는지 생각해봐야 해요. 전형적인 한식은 일부 요리를 제외하면 대부분 불로 조리한 음식들이지요. 소화하려면 췌장이 소화효소를 많이 분비해야 해요. 식사 후 간식이나 후식으로 아이스크림이나 과자처럼 달콤한 걸 먹는다면 혈당이 더 빠르게 오르죠. 오른 혈당을 낮추기 위해서 췌장은 인슐린을 더 많이 분비해야 하니 이래저래 췌장이 과로할 수밖에 없다고 할까요. 그간 할머니께서 해온 식사는 췌장을 열심히 일하게 만든 췌장 과로식이라고 말할 수 있어요."

지원 씨의 할머니는 우리나라 사람들의 전형적인 식사 패턴을 따랐다. 삼시세끼 쌀밥에 가끔은 떡과 면 종류를 먹었다. 과자와 아이스크림도 상당히 좋아했다고 한다. 그동안은 혈당 관리가 잘되도록 처방받은 약을 계속 복용했기 때문에 수술받아야 할 정도로 몸이 나빠질 것이라 생각하지 않았다.

"저나 친구들도 가끔 당이 떨어진 것 같다고 농담하면서 단 음료나 사탕, 달콤한 디저트 같은 걸 챙겨 먹는데요, 이 습관도 나쁜 걸까요?"

"당이 떨어진 것 같다니, 일시적인 저혈당을 경험했군요. 그런 느낌이 주기적으로 반복된다면, 아마도 혈당이 급격하게 상승(혈당 스파이크spike)했다가 하락한 상태일 거예요. 혈당이 떨어져 피곤한 느낌이 들 때 단 음식을 급하게 섭취하면 금세 좋아지는 느낌이 들지만, 혈당 스파이크 곡선이 심하게 올라갔다가 내려가는 패턴은 점점 더 잦아질 거예요. 고혈당과 저혈당이 반복되면 혈당 조절이 더 어려워질 거고요. 혈당이 떨어지는 느낌이 들 때는 정제당이 아닌 자연 당이 들어 있는 과일이나 단맛 채소, 견과류 같은 것을 드세요. 심각한 혈당 스파이크가 아니라면 해결될 거예요."

사람의 췌장이 동물에 비해 큰 까닭은 무엇일까?

가열조리식과 가공식품은 췌장의 피로도를 높인다. 탄수화물, 지방, 단백질을 소화하는 각각의 소화효소도 필요하고 혈당 조절 호르몬도 만들어야 하기 때문이다. 반면 자연식(신선한 과일과 채소 위주의 음식)을 하면 소화효소나 혈당 호르몬이 그렇게 많이 필요하지 않다.

자연식을 하는 동물의 췌장은 사람과 비교해보면 매우 작다. 체중이 60kg인 사람 몸속의 췌장 무게는 약 90g 정도다. 체중이 540kg인 말의 췌장 무게는 330g이다. 소는 체중 450kg에 췌장 무게 308g, 양은 38kg에 18.8g이다. 영장류인 소형 유인원은 체중 6.5kg에 췌장 무게가 1.8g에 불과하다.

아래 표는 사람과 동물의 체중 대비 췌장 무게와 비율이다. 사람 외의 동물들은 체중과 비교해 췌장이 가볍다. 소형 영장류와 비교해보면 사람의 췌장 비율은 7배나 더 크다. 말이나 소에 비해서도 2배 이상 더 크다.

	체중(kg)	췌장 무게(g)	췌장 비율(%)
사람	60	90	0.14
말	540	330	0.06
소	450	308	0.06
양	38	18.8	0.04
실험용 영장류	6.5	1.8g	0.02

출처: Humbart Santillo, 『Food Enzymes』, Hohm Press(1993)
J Korean Soc Transplant 2001:15:142-146

"같은 포유류인데 동물들의 췌장이 사람에 비해 이렇게 비중이 작다니 놀랍네요. 사람 췌장은 왜 이렇게 큰 걸까요?"

"한쪽 팔을 깁스해 일주일만 사용하지 않아도 근육이 금세 수축하지요. 근육을 많이 사용하면 크기가 커지고 부피가 증가하듯 장기도 마찬가지예요. 췌장도 많이 사용하기 때문에 그만큼 커진 거죠. 사람 외의 동물들은 가열 조리한 가공식을 먹지 않죠. 자연 그대로의 음식을 적당히 먹고 소화합니다. 소화효소와 혈당 호르몬을 사람만큼 많이 사용하지 않는 거예요."

"식사 습관은 어릴 때부터 만들어진 건데, 그걸 고쳐야 한다는 말이네요. 식사 스타일을 바꾸는 것이 하루아침에 가능할까요?"

"단순하게 생각하면 돼요. 내 몸의 췌장이 덜 무리하게 일하게 하는 걸 목표로 하면 됩니다. 소화효소가 많이 필요하거나 혈당을 높이는 식사를 덜하는 거지요. 이미 우리는 췌장 자극 식사문화에 익숙해요. 그러니 분명히 쉽지는 않을 거예요. 그래도 내가 먹은 음식이 췌장에 무리를 주고 나아가 당뇨에 걸리게 한다면, 식습관을 바꾸는 걸 진지하게 고려해야 하지 않을까요?"

소식하기 어려운 한식

우리에겐 삼시세끼 쌀밥과 고기반찬, 생선이나 계란 등의 단백질을 꼭 먹는 것이 좋은 식사라는 고정관념이 있다. 물론 이런 음식을 하루 두 번 정도 소식하는 건 괜찮다. 소식은 췌장을 그다지 피로하지 않게 하기 때문이다.

문제는 우리가 좋아하는 식단 자체가 소식하기 어렵게 만든다는 점이다. 온갖 자극적인 양념으로 버무린 맵고 짠 반찬들과 찌개, 흰쌀밥은 식욕을 돋운다. 달콤하고 맛있는 양념갈비나 불고기, 고등어구이 같은 음식도 과식을 부른다. 감칠맛 나는 매운 김치와 함께 먹으면 쌀밥 한 그릇, 수육 한 접시가 뚝딱 사라진다.

하루 두세 번씩 이렇게 먹으면 우리 췌장은 어떻게 될까? 소화효소를 쉬지 않고 계속 만들이내느라 지칠 것이다. 거기에 간식으로 빵이나 과자, 음료수 같은 달콤한 디저트를 먹으면 치솟는 혈당 때문에 췌장은 인슐린을 분비하느라 과로하게 된다.

"한식은 서구 식단과 비교해보면 건강에 좋다고 들었어요? 그런데도 한식 식습관을 바꿔야 하나요?"

"가공식품과 냉동식품, 패스트푸드가 주식인 식단에 비하면 한식은 건강한 편입니다. 하지만 상대적으로 좋을 뿐이에요. 우리나라 당뇨 인구 상황도 좋지 않아요. 요즘 한국의 당뇨 전 단계 인구가 2,200만 명을 넘었어요. 한국인 절반 이상이 당 조절에 문제가 있는 매우 심각한 상황인 거죠.

이제 한식도 양념을 많이 쓰거나 불로 조리한 요리를 좀 덜고 자연식과 생채식 비율을 높이는 방향으로 나아가야 해요. 한식 중 사찰음식 같은 식단은 건강에 좋아요. 사찰음식은 수행하는 스님의 몸과 마음을 정갈하게 만드는 것을 중요하게 생각하죠. 그래서 오신채(마늘·달래·무릇·대파·실파) 같은 자극적인 양념을 사용하지 않고 자연의 맛을 최대한 살리지요. 이런 음식은 과식하지 않게 하고 적당한 포만감을 줍니다. 이렇게까지 엄격한 식단은 아니더라도 단순한 식사를 하면 췌장은 과로하지 않게 돼요."

"단순한 식사라는 게 구체적으로 어떤 건가요?"

"단순한 식사는 말 그대로 한 번에 섭취하는 음식의 가짓수를 줄여 먹는 겁니다. 한식의 10첩 반상이나 20첩 반상은 단순한 식사의 반대인 매우 '복잡한 식사' 일 거예요. 뷔페는 더 복잡해요. 각종 고기류와 해산물, 밥과 디저트, 과일과 채소류까지 온갖 음식이 다 차려져 있잖아요. 뷔페에서 잘 먹고 나면 바로 기운이 솟는 느낌이 드나요? 오히려 반대일 거예요. 그 다양한 음식을 소화하느라 우리 몸은 몹시 힘든 상태가 되지요. 트림과 방귀가 나오고 식곤증도 생겨요. 소화하기 위해 에너지를 많이 사용하는 중인 거예요."

단순한 식사가 건강에 좋다

단순한 식사는 한식이라면 두세 가지 반찬 정도를 먹는 것이다. 예를 들면, 현미잡곡밥에 찐 양배추, 다시마나 쌈 채소, 버섯볶음 정도의 식사다. 뭔가 많이 부족해 보일지도 모르겠다. 하지만 이런 자연식은 수백 가지 영양소를 거의 손상하지 않은 채 섭취할 수 있다. 특히 소화력이 떨어지기 시작하는 나이가 되면 곡물을 줄이는 것이 좋다. 하루에 밥은 한 공기 정도만 먹는 게 좋다.

이러한 단순한 식사는 '미국 의사들의 의사'로 알려진 조엘 펄먼Joel Fuhrman, 100세까지 무병장수한 스콧 니어링Scott Nearing과 헬렌 니어링Helen Nearing, 90세에도 활발하게 활동하는 제인 구달Jane Goodall의 식사법이기도 하다.

조엘 펄먼은 과일을 전체 식사량의 10~40%까지 추천하고 채소는 30~60%까지 권한다. 견과류를 10~20%, 고기와 생선, 계란 같은 동물성 단백질은 10% 이내로 권한다. 인상적인 것은 곡물을 20% 이내로 제한하는 것이다. 삼시세끼 쌀밥을 먹는 한식과 비교하면 곡물 비율이 매우 낮다. 장수마을로 유명한 오키나와 사람들도 곡식보다 과일과 채소 중심의 식사를 하는데, 자색 고구마는 52%를 먹고 쌀을 필수로 먹지 않는다.

췌장을 보호하는 아침 식사

지원 씨는 약과 병원의 도움 없이 100세까지 무병장수한 스콧 니어링 이야기를 궁금해하며 질문을 이어갔다. 지금 할머니 연세를 생각할 때 '무병장수의 삶' 이 궁금할 수밖에 없을 것이다.

"나이 들면 약을 먹어야 할 때가 오고, 병원 가까이 살아야 한다고 생각했어요. 100세까지 아프지 않고 사는 일이 가능한가요?"

"바로 그 부분이 제가 가장 안타깝게 느끼는 부분이에요. 사람은 본래 아프지 않고 건강하게 살도록 설계되어 있어요. 물론 조건이 있어요. 자연의 질서에 맞게 살아가야만 가능하죠. 바로 그것을 헬렌 니어링과 스콧 니어링이 직접 보여주었어요."

헬렌 니어링과 스콧 니어링의 자연주의 삶

자급자족과 무소유의 삶을 살고자 했던 헬렌 니어링과 스콧 니어링은 전 세계에 자연주의적 삶과 귀농, 채식 열풍을 불러일으킨 커플이다. 이들은 도시 문명과 이익 중심의 자본주의 사회에 대한 회의와 환멸로 미국 버몬트주의 한 숲속으로 들어갔다. 그곳에서 자연과 더불어 살면서 농장과 텃밭을 일구어 최대한 자급자족하며 살았다. 목표는 나이가 들어도 병원과 약에 의지하지 않는 건강한 삶이었고, 이들의 건강 비결은 소박한 식사, 금식, 운동, 휴식이었다.

스콧 니어링은 실제로 100세까지 건강하게 살았다(1883년 8월 6일~1983년 8월 24일). 질병으로 죽은 것이 아니라 인간으로서 품위 있고 존엄한 죽음을 맞이하기 위해 스스로 곡기를 끊어 수명을 결정했다. 헬렌 니어링도 질병이 아닌 교통사고로 사망한 것으로 알려져 있다(1904년 2월 23일~1995년 9월 17일).

두 사람의 식단은 매우 단순했다. 하루 식사의 35%는 과일, 40%는 채소류, 나머지 25%는 콩류와 통곡식, 견과류였다. 날마다 빵을 먹어야 한다고 생각하지 않았다. 식사의 75%를 차지한 과일과 채소류는 소화효소가 많이 필요하지 않은, 그야말로 췌장을 보호하는 식사였다. 이 췌장 보호식은 약과 병원이 필요 없도록 두 사람의 건강을 지켜주었다.

그중에서도 더욱 주목해야 하는 건 아침 식사다. 두 사람은 전 세계 어딜 가더라도 그 나라에서 난 제철 과일을 아침 식사로 먹었다. 어느 곳에서든 제철 과일은 구하기 어렵지 않았다. 요리도 필요 없었다. 씻어서 먹기만 하면 되었으니까.

이들이 아침 식사로 선택한 과일은 영양이 풍부하고 무엇보다 췌장을 자극하지 않았다. 당뇨 환자들은 과일에 당분이 많다며 과일을 먹으면 당 수치가 올라갈까 봐 걱정한다. 하지만 과일의 당지수는 쌀밥보다 낮고, 신체의 대사 관점에서 보면 과일은 그 어떤 음식보다 안전하고 몸을 건강하게 돕는다.

하지만 지원 씨는 여전히 다디단 과일이 할머니의 당뇨 증세를 더 나쁘게 만들지 않을까 불안해했다.

"할머니는 공복혈당 수치가 400에 가까워요. 달콤한 과일을 먹으면 혈당이 솟구쳐 오르지 않을까요? 위험할 것 같은데요."

"많은 분이 혈당을 걱정하는데 너무 걱정하지 않아도 돼요. 실제로 혈당 수치가 400이었던 사람이 아침 과일식 2개월 만에 250으로 떨어졌어요. 1주 만에 200에서 120으로 떨어진 사람도 있어요. 과일에 든 당분은 5~15%에 불과하지요. 85~95%는 수분과 식이섬유고, 각종 식물영양소와 효소, 비타민, 미네랄 등이 풍부하답니다. 현대 과학이 아직 과일에 있는 장점을 다 헤아리지 못했을 정도랍니다.

한국인의 주식인 쌀과 비교해볼까요? 쌀밥은 60%가 수분이고 40%는 포도당이에요. 현미가 아닌 백미라면 비타민이나 식이섬유가 거의 없어요. 밥 한 공기 분량의 과일이라면, 과일 당분은 쌀밥의 절반도 안 돼요. 쌀밥과 과일 중 어느 것이 더 췌장에 무리를 줄까요?

밥 한 공기 210g을 먹으면 당분을 70g 정도 섭취하게 되죠. 과일을 300g 정도 먹는다면 과일에 따라 다르지만 당분이 약 15~45g 정도이지요. 밥 한 공기 분량의 당분을 과일로 먹는다면 500g 이상을 먹어야 해요. 더군다나 과일은 포도당, 과당, 자당蔗糖(포도당과 과당이 결합한 형태로 설탕의 주요 성분)이 어우러져 단맛은 강하지만 췌장을 상대적으로 덜 자극해요. 게다가 과당은 간에서 바로 에너지원으로 사용하기 때문에 인슐린이 필요하지 않아요. 게다가 과일은 소화효소가 필요하지 않아 췌장이 푹 쉴 수 있어요."

당뇨인데 달콤한 과일을 먹어도 될까?

당뇨가 있는 사람들은 과일 섭취를 매우 꺼린다. 당분이나 과당 때문에 일어날 수 있는 문제들을 우려하기 때문이다. 자연 상태에서 과일을 주식으로 하는 유인원은 비만, 당뇨, 고혈압과 같은 만성질환이 거의 나타나지 않는다. 농업혁명이 시작되기 이전 수렵채집인도 마찬가지였다. 그들은 고혈압, 당뇨, 각기병 같은 대사질환이 없었고, 오히려 더 건장했다. 그리스와 터키에서 발견된 빙하기 말 수렵채집인의 평균 키는 남자는 175cm, 여자는 165cm였고, 농업이 시작된 후 기원전 3000년경엔 남자 160cm,

여자 152cm였다. 수렵채집인은 야생식물과 수십 종의 열매를 주로 먹은 것으로 보인다.

생과일이 췌장을 보호한다는 연구 결과들이 발표되고 있다. 생과일 성분이 오히려 인슐린 민감성을 높여준다는 것인데, 이 말은 '체내에서 인슐린이 더 잘 작용한다'는 뜻이다. 생과일을 먹으면 인슐린이 혈당을 더 효과적으로 조절하는 것이다.

내분비 분야 권위지인 『임상 내분비학 대사 저널*Journal of Clinical Endocrinology and Metabolism*』에 따르면, 하루 두 번 이상 생과일을 먹은 사람은 하루 0.5번 이하로 먹는 사람보다 당뇨 발병률이 36% 더 낮다. 호주에서도 비슷한 연구 결과를 발표했다. 호주의 '베이커 심장당뇨연구소Baker Heart and Diabetes Institute'가 일반인 참가자 7,675명을 5년간 조사한 결과 생과일을 먹을수록 인슐린 민감도가 상승했다고 발표했다.

생과일을 먹으면 췌장암 발병률도 줄어드는 것으로 나타났다. 일본 국립암연구센터Japanese National Cancer Center 연구팀은 생과일을 섭취했을 때 췌장암 발병 비율이 26% 줄었다는 연구 결과를 『국제 암 저널*International Journal of Cancer*』에 발표했다. 45~74세의 일본인 9만 명을 17년 동안 장기 추적한 결과다.

반면 생채소 섭취는 이런 효과를 보장하지 못했다. 생과일은 췌장 염증을 줄이고 인슐린 민감도를 높여준다. 생과일의 다양한 영양성분이 췌장에 꼭 필요한 영양소를 공급해주기 때문이다. 과일의 당분 성분 때문에 과일을 꺼린다면 오히려 손해다. 과일의 당분에 불안을 느끼는 사람이라면, 헬렌 니어링의 아침 식사에 관한 다음 이야기에 귀를 기울여보길 바란다.

헬렌 니어링의 아침 과일

우리는 어느 나라를 가든 한 가지 과일로 아침 식사를 했다. 싱가포르에서는 잘 익어 즙이 뚝뚝 떨어지는 파인애플을 먹었고, 인도에서는 망고나 손가락 마디만 한 바나나를 먹었다. 중국에서는 홍시를, 남부 프랑스에서는 온갖 종류의 멜론을 먹었고, 남아메리카에서는 파파야를 먹었다. 미국 오리건주와 워싱턴주에서는 체리를, 플로리다와 캘리포니아에서는 자몽이나 오렌지, 자두, 배를 아침으로 먹었다.

우리가 뉴잉글랜드에서 키우는 딸기, 라즈베리, 블랙베리는 훌륭한 아침 식사 거리다. 하지만 과일 중 으뜸이며 싫증 나지 않는 과일은 사과다. 아무리 먹어도 물리지 않는다. 너무 달지도 너무 시지도 않다. 많이 먹어도 탈이 나지 않는다.

-헬렌 니어링, 『소박한 밥상』

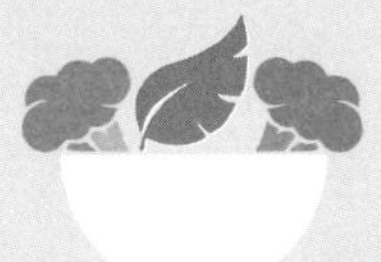

췌장이 싫어하는 나쁜 과당

생과일이 췌장에 좋다는 내 이야기를 들은 지원 씨는 어떻게 많은 사람이 반대로 알고 있을 수 있느냐며 매우 놀라워했다. 그렇다면 왜 과당을 문제 삼는지 의아해했다. 과당이 지방간을 만든다는 말을 많이 들었다며 그 부분도 내게 물었다.

"왜 과일의 과당을 두려워하며 공격하는 걸까요?"

"과당을 바라보는 관점의 차이 때문이라고 볼 수 있어요. 과당이 건강에 좋지 않다고 생각하는 사람들은 화학적으로 합성 가공한 액상과당과 자연의 산물인 과일 과당을 같은 것으로 보지요. 해석은 관점에 따라 달라지기 마련이에요. 비단 과당 문제뿐만 아니라 먹거리를 바라보는 기본 시각도 마찬가지예요. 제 관점은 자연의 산물과 공장제품은 확실하게 다르다는 거예요."

좋은 과당도 있고 나쁜 과당도 있을까?

과당果糖은 영어로 프럭토스fructose라고 하는데, 과일에 포함된 당분fruit sugar이라는 뜻이다. 우리 몸에서 과당과 포도당은 다르게 대사된다. 포도당은 인슐린 호르몬의 도움으로 세포로 전달되어 에너지원으로 사용된다. 반면, 과당은 인슐린 없이도 간으로 바로 이동해 간에서 주로 대사된다. 과당은 간에서 포도당이나 글리코겐으로 전환된 후, 필요한 에너지원으로 사용된다.

과당은 간에서 직접 대사되므로 에너지 효율이 높은 성분이라고 할 수 있다. 이 점을 잘 활용하는 사람은 운동선수들이다. 운동선수들은 에너지를 빠르게 올리기 위해 운동 전후에 바나나를 먹는다. 바나나는 소화하는 데 에너지를 덜 사용하기 때문이다. 2024년 파리올림픽에서도 탁구 선수들이 수시로 바나나를 먹는 모습을 볼 수 있었다.

문제는 공장에서 합성 가공한 액상과당high-fructose corn syrup, HFCS이다. 당도가 높고 비용이 적게 들어 단맛을 내는 다양한 식품에 첨가된다. 액상과당의 문제는 설탕보다 과당 흡수율이 더 높다는 점이다. 설탕은 포도당과 과당으로 결합된 이당류로 체내에서 소화 과정을 거쳐 포도당과 과당으로 분리되어 흡수된다. 반면, 액상과당은 설탕보다 과당 함량이 더 높아 과도한 섭취 시 간에 과부하를 줄 수 있다.

당뇨 대사 혁명

미국 유타대에서 이루어진 실험 결과, 액상과당을 먹인 쥐는 설탕을 먹인 쥐보다 폐사율이 2배 더 높았다. 미국 듀크대 연구팀에서도 비슷한 결과를 발표했다. 비알코올성 간 질환이 있는 성인 427명에게 액상과당을 섭취하게 했더니, 인슐린 저항성을 일으켜 대사증후군과 지방간을 촉진했다. 액상과당의 과다 섭취가 질병과 노화를 일으키는 원인으로 드러난 것이다.

액상과당은 어떻게 만들어진 것일까?

액상과당은 대부분 옥수수 녹말로 만든다. 옥수수 녹말에 아밀라아제 효소를 넣어 포도당으로 만든 다음, '이성화효소glucose isomerase'를 넣어 과당으로 바꾼다. 이때 포도당의 반 정도가 과당으로 바뀌어 과당과 포도당 비가 약 1대 1인 액상 용액이 생기고, 이를 농축해 만든 것이 액상과당이다.

액상과당은 음료수와 과자, 빵, 각종 가공식품에 많이 들어간다. 그런데 액상과당을 첨가하더라도 제품 포장지에는 '무설탕, 무첨가물'로 표기할 수 있다. 따라서 당이 없는 제품으로 오해하기 쉬우니 주의하는 것이 좋다. 세계보건기구WHO는 액상과당을 포함한 첨가당을 전체 열량의 10% 이하로 섭취하도록 권고하고 있다.

"액상과당과 과일 과당은 매우 다르네요. 그런데 왜 같은 것으로 생각하고 나쁘게만 여기게 되었을까요?"

"현대 영양학이 지나치게 분석적으로만 접근하기 때문이에요. 뉴턴 등에 의한 기계론적 자연관은 환원주의Reductionism를 발전시켰어요. 전체를 부분으로 잘게 나누어 각 부분의 메커니즘을 알게 되면 전체도 이해할 수 있다고 믿는 거지요.

환원주의는 복잡한 생명과 자연의 질서를 무척 단순하게 설명해요. 과일은 과당, 계란은 콜레스테롤, 근육은 단백질 섭취, 칼슘 보급은 우유 등 우리에게 아주 익숙한 영양학 지식도 환원주의 방식의 설명이에요. 그러니 액상과당이든 과일의 과당이든 같은 것으로 여기고, 액상과당이 나쁘다 하니 과일의 과당도 나쁜 것으로 여기게 된 것이죠.

이처럼 환원주의식 사고는 매우 복잡하고 변수도 많은 생명 시스템을 아주 단순한 구조로 이해하면서 질병과 치료에도 같은 방식을 적용해요. 당뇨는 혈당을 내리는 방법으로 접근하고, 고혈압은 혈압을 내리는 약으로 관리하는 겁니다. 현상의 본질을 간과하거나 왜곡할 수도 있는데도요. 이러한 환원주의적 접근은 많은 식품업과 제약업 그리고 의료산업에 막대한 영향을 끼치고 있어요."

문명이 병을 만들다

영양학을 전혀 모르던 시절에도 사람을 비롯한 모든 생물체는 자연의 한 부분으로 살아가면서 자연을 통해 생명을 유지해왔다. 자연과 우주의 질서는 다양하고 복잡한 방식으로 생명체를 지켜 준다.

농업혁명이 일어난 것은 불과 1만 2,000년 전으로 추정되는데, 그 이전 인류는 수렵채집 생활로 생존했다. 수렵채집 생활을 하면서는 언제 먹거리를 얻을 수 있을지 늘 불확실했지만, 자연 그대로의 음식이어서 영양 면에서는 더 뛰어났다. 이 시기 인류는 농업 생활인보다 키와 뇌 용적이 더 컸다는 연구가 있으며, 대체로 건강하고 질병도 더 적었던 것으로 보인다. 각기병과 펠라그라, 당뇨 같은 질병들은 농업혁명 이후에 생겨났다.

그 어떤 시대보다 과학 의료 기술과 각종 식품 가공업이 발달한 현대에 우리 인류는 더 많은 질병으로 고통받고 있다. 전 세계 사람들의 90%가 만성질환으로 사망한다. 안타깝게도 현대문명이 건설한 풍요는 인류의 고통에 기반한 셈이다.

췌장이 튼튼해지는 필수영양소

과당에 대한 오해가 풀린 지원 씨는 과일을 새롭게 보게 되었다면서 신기해했다. 과일의 어떤 성분이 좋은지 물었다.

"과일이 인체에 흡수될 때의 장점 말고도 건강에 도움이 되는 특별한 성분이 있나요?"

"과일 성분은 몸 전체의 신진대사를 극대화해요. 특히 췌장세포에 필요한 필수영양소가 가득 들어 있지요. 저는 과일에 든 영양소를 9대 영양소라고 이름 붙여봤어요. 5대, 6대, 7대 영양소는 들어봤지만 9대 영양소는 처음 듣지요?"

열매는 자연이 제공한 위대한 음식이다

식물의 열매, 즉 과일과 견과류에는 9대 영양소가 들어 있다. 흔히 3대 영양소라고 불리는 탄수화물, 지방, 단백질에 비타민, 미네랄, 식이섬유, 식물영양소, 효소와 수분, 여섯 가지를 합해 모두 9대 영양소다. 열매에는 전모를 다 파악하기 어려울 정도로 수없이 많은 영양소가 들어 있다.

과일에서 얻을 수 있는 주 에너지원은 당분이며, 견과류와 함께 먹으면 단백질과 지방도 골고루 얻을 수 있다. 그렇다고 과일에 단백질 성분이 없는 것이 아니다. 의외로 대부분 과일에는 모유에 함유된 양만큼의 단백질이 들어 있다. 모유 성분 중 단백질은 1%다. 바나나의 단백질 함량은 모유보다 더 많다. 채소에는 3%, 견과류는 약 12%, 씨앗에는 20%의 단백질이 있다. 과일, 채소, 견과류, 씨앗류를 먹는다면 단백질이 결핍되기란 불가능하다.

과일 100g당 약 5~15%의 당분이 있다. 과당과 포도당과 자당이 균형 잡혀 있고, 수분과 식이섬유가 풍부해 혈당 문제를 일으키지 않는다.

양질의 단백질과 불포화지방산은 견과류에서 충분히 얻을 수 있다. 아몬드 28g(1회분 25알)을 먹으면 단백질 6g, 지방 14g을 얻을 수 있다. 캐슈너트 28g에서는 단백질 5g, 지방 8g을 얻을 수 있다.

모든 포유류의 젖에는 갓 태어난 새끼에게 가장 적합한 비율의 영양성분이 들어 있다. 유아가 먹는 모유 100mL에는 당분 7g, 지방 4.4g, 단백질 1g이 들어 있다. 갓난아기가 모유를 하루에 500mL 정도 먹는다면, 단백질 5g, 지방 20g, 당분은 35g 정도를 섭취하는 셈이다. 성인이라면 하루에 과일 한 접시 500g과

견과류 50g 정도를 먹으면 된다.

견과류는 염증 반응을 겪는 사람들에게 꼭 필요하다. 염증은 만성 질환인 당뇨병, 고혈압, 심혈관 질환, 암 등 대부분 질환의 근본 원인으로 알려져 있다. 이러한 만성 질환 환자들은 불포화지방산, 특히 항염 효과가 뛰어난 오메가-3 지방산이 부족한 경우가 많다. 견과류는 DHA, EPA, 리놀렌산 등 항염 작용을 돕는 풍부한 불포화지방산을 제공한다. 또한 들기름, 아마씨, 엑스트라 버진 올리브오일과 같은 식품도 염증을 줄이고 만성 질환 예방 및 관리에 도움을 주는 건강한 지방을 함유하고 있다.

만성질환을 예방하기 위해서는 견과류나 씨앗류를 통해 건강한 지방을 채우는 것이 중요하다. 2015년 네덜란드 마스트리히트대 연구진이 성인 12만여 명을 대상으로 한 실험 결과, 하루에 견과류 10g만 섭취해도 암과 심혈관질환으로 인한 사망률이 줄어든 것으로 나타났다.

미국 국립보건원과 하버드의대에서 10만 명이 넘는 간호사를 대상으로 한 대규모 건강 연구 결과, 간호사들이 하루 28g의 마카다미아를 섭취하면서 심혈관질환의 30~50%가 줄어들었다.

음식으로 자가면역질환을 치료하는 의사 조엘 펄먼은 어린이와 청소년들에게 견과류와 씨앗류를 꼭 먹게 한다. 두뇌 건강을 위한 필수 영양성분이 들어 있기 때문이다. 남성 영양제라고 부르는 아르기닌arginine이 풍부해 혈관에도 좋다. 견과류는 불면증이 있는 사람들에게도 좋다. 숙면 호르몬으로 알려진 멜라토닌 합성을 3배 증가시켜준다.

사실 열매식의 기원은 유인원의 식사일 것이다. 유인원은 사람과 해부학적 구조가 가장 비슷하고 유전자의 99%가 일치한다. 열매인 과일과 견과류는 유인원이든 사람이든 생명을 위해 자연이 제공하는 위대한 음식으로 이해하면 된다.

유전자가 아닌 환경 요소를 더 중요하게 여기는 후성유전학의 관점에서 보면, 우리의 식습관을 바꾸는 것으로 건강하지 않은 상태에서 건강한 상태로 우리 몸을 바꿀 수 있다. 주식으로 먹은 밥과 빵, 고기와 우유가 영양과 신진대사 불균형 같은 문제를 불러왔다면, 이제 자연이 내린 선물인 열매식을 우리 식단의 한 부분으로 자리 잡게 만들면 될 것이다.

"췌장의 핵심 기능을 인슐린 분비라고 했는데, 인슐린 민감도를 높이려면 어떻게 해야 할까요?"

"인슐린 민감도를 높이려면 다양한 영양소와 효소가 필요해요. 에너지 균형을 조절해주는 효소인 에이엠피케이AMPK 효소가 활성화되면 인슐린 민감도가 상승하죠. 음식량은 줄이되 항산화 성분이 많은 케르세틴이나 레스베라트롤 성분이 있는 음식을 먹으면 이 효소를 촉진할 수 있어요. 사과, 양파, 브로콜리, 베리류, 녹차, 홍차(이상 케르세틴), 포도, 적포도주, 베리류(이상 레스베라트롤)가 그런 음식들이죠.

또 세포 노화와 대사 조절에 중요한 역할을 하는 단백질이자 효소인 시르투인sirtuins도 인슐린 민감도를 높인다고 해요. 시르투인은 레스베라트롤에 의해 활성화되므로 이 성분이 든 음식을 먹으면 좋지요. 그 외에도 마그네슘과 크롬, 알파리포산(신체에서 생성되는 항산화제로 에너지 생산에 관여한다), 오메가-3 지방산, 비타민 D를 충분히 섭취하고 매일 햇볕을 쬐는 것도 인슐린 민감도를 높이는 데 큰 도움이 됩니다."

당뇨 환자일수록 비타민과 미네랄은 필수다

당뇨가 있다면 특히 미량영양소를 충분히 섭취해야 한다. 당뇨 환자들의 혈액 건강 상태를 보면 미네랄 불균형이 심하다. 크롬이나 아연, 망간, 칼륨, 마그네슘, 셀렌selenium(셀레늄) 같은 미네랄이 부족하면 당뇨가 더 심해진다. 다양한 미네랄은 서로 균형을 맞추며 우리 몸의 대사를 운영하기에, 미량이지만 세포에 필요한 영양소가 불균형해지면 신진대사는 깨지게 된다.

크롬은 혈당조절에 꼭 필요한 영양소로 부족하면 인슐린 민감도가 떨어진다. 칼슘과 인의 적당한 균형이 깨지면, 교감신경과 부교감신경이 잘 조절되지 않는 자율신경계 문제가 생긴다. 칼슘과 마그네슘의 적절한 균형은 인슐린 저항성과 연관이 있다. 탄수화물 과다 섭취로 칼슘이 지나치게 늘어나면 인슐린 저항성이 생긴다. 인슐린이 제대로 기능하려면 마그네슘을 충분히 공급해야 한다. 칼슘과 칼륨의 균형은 갑상선의 활력을 지켜준다.

나트륨과 마그네슘의 균형은 부신 건강에 영향을 미친다. 특히 나트륨과 칼륨의 비율은 기본적인 세포 기능 대사에 매우 중요하다. 나트륨이 세포 내에 많이 남아 있으면 산소와 영양소가 공급되지 않는다. 세포막 상태도 나빠지고 DNA에도 문제를 일으킬 수 있다. 췌장도 가장 기본적인 세포로 이루어진 조직이기에 미네랄 상태가 최적화되면 인슐린 기능이 좋아진다.

따라서 흰쌀밥처럼 비타민과 미네랄이 부족한 정제 탄수화물 위주의 식사를 계속하면 몸은 반드시 불균형을 호소한다. 당뇨와 고혈압, 심혈관질환과 암 같은 만성질환에 걸렸다는 건 이와 같은 불균형이 생겼다는 뜻이다. 환자들의 모발검사를 해보면, 중금속에 오염되어 있고 미네랄 균형도 심각하게 깨져 있음을 확인할 수 있다.

인슐린 민감도를 상승시키는 영양소

인슐린 민감도를 상승시키는 영양소	음식
AMPK	사과, 양파, 포도
시르투인	포도
마그네슘	녹색 채소, 견과류, 씨앗류, 통곡물
크롬	브로콜리, 포도, 감자, 통곡물
알파리포산	시금치, 브로콜리
오메가-3 지방산	아마씨, 호두, 연어, 고등어
비타민 D	햇빛, 생선, 달걀

장수 효소 시르투인이란?

시르투인Sirtuins은 장수와 관련된 효소다. 시르투인의 기능은 세포 대사, 노화, 스트레스, 유전자 발현 등 중요한 신진대사에 관련되어 있다. 시르투인 패밀리라고 해서 SIRT1부터 SIRT7까지 총 7가지 효소가 있다.

SIRT1: 노화, 염증, 대사 조절에 중요한 역할을 하며, 주로 세포핵에서 작용한다.

SIRT2: 세포 주기 조절과 관련 있으며, 주로 세포질에서 발견된다.

SIRT3, SIRT4, SIRT5: 에너지 대사와 관련된 역할을 하며, 주로 미토콘드리아에서 작용한다.

SIRT6: DNA 복구 및 염증반응 조절에 관여하며, 세포핵에서 작용한다.

SIRT7: 리보솜 생합성과 관련 있으며, 주로 세포 소기관인 핵소체nucleolus에서 발견된다.

체내에서 생성되는 이들 효소의 활성도를 유지하거나 증가시키기 위해서는 식습관 조절, 운동, 간헐적 단식, 스트레스 관리, 수면의 질 개선, 흡연 등 유해한 생활습관 피하기 등이 필요하다. 식습관에 대해서만 설명하면 레스베라트롤(포도, 블루베리, 딸기, 땅콩, 적포도주 등) 섭취, 절식, 항산화 음식(녹색 잎 채소, 견과류, 녹차) 섭취를 들 수 있다.

당뇨가 조절되는 세포 영양과 세포 해독

지원 씨는 그동안 과일이나 견과류를 어쩌다 먹는 간식 정도로 여겼는데, 영양성분이 풍부하다는 설명을 듣고 꽤 흥미로워하는 눈치였다. 할머니에게 견과류와 과일을 당장 드시라고 권해야겠다면서도 당뇨가 없는 사람들과 똑같이 드셔도 되는지 물었다. 여전히 조금은 불안했나 보다. 나이가 많거나 아픈 사람들은 특히 무엇을 더 유의해야 하는지 조심스럽게 물어왔다.

"할머니도 보통 사람들처럼 드셔도 될까요? 저는 건강하니까 그냥 따라 해보면 될 것 같은데, 할머니는 심한 당뇨 환자이니 그래도 조심하는 게 낫지 않을까요. 질병이 이미 진행된 분들은 어떻게 해야 할까요?"

"이미 건강이 악화한 분들은 당연히 조심스럽게 접근하셔야 해요. 우리 몸의 신진대사 균형이 가장 중요하니, 활발한 대사를 위해 영양과 해독의 원리 이 두 가지 기본을 잘 지켜야 해요."

"영양과 해독을 모두 잘할 수 있는 방법이 있나요?"

"저 자신도 다양한 영양과 해독요법을 경험해보았어요. 단식도 해보고, 수치료hydrotherapy나 풍욕air bath도 해봤죠. 이런저런 요법들을 직접 해보기가 쉽지는 않았지만, 다양하게 경험해본 덕분에 어떤 것이 가장 자연스럽고 지속 가능한지 알게 되었어요.

단순하면서도 효과가 좋은 방법은 바로 과일, 견과류와 같은 식물의 열매를 먹는 식사법입니다. 신진대사를 빠르게 회복시켜주지요. 저는 과일과 견과류를 최고의 해독제이자 영양제로 생각해요. 과일의 풍부한 영양성분은 몸속 독소를 빠르게 제거해요. 과일의 수분도 매우 가치 있어요. 몸속 미네랄 균형을 빠르게 잡아주거든요. 질병이 많으면 산성 체질이 된다고 했잖아요. 과일 식사는 산성 체질을 약알칼리성 체질로 바꿔준답니다.

밥과 빵, 고기, 우유를 중심으로 식사하면 몸이 산성 체질로 변화하게 되지요. 동물성 단백질을 많이 섭취하는 사람은 체취도 좀 다르지 않나요? 체내에 암모니아가 쌓이기도 하고 요산이나 요소 같은 단백질 대사산물이 많이 만들어지기 때문이에요. 아미노산은 대사 과정을 통해 다양한 유기산으로 전환되며, 쌀을 비롯한 곡물은 인 함량이 높아 체내에서 인산 형태로 활용돼요. 밥과 빵, 고기, 우유를 주로 먹는 노인들은 뼈가 약해져 부러지기 쉽고 큰 병으로 이어지기도 해요.

과일은 대표적인 알칼리성 음식이에요. 신맛 때문에 산성 음식으로 여기기 쉽지만, 몸속에서 대사되면서 알칼리성을 띠기 때문에 알칼리성 음식으로 분류해요. 과일에는 칼륨과 나트륨, 칼슘, 마그네슘 같은 미네랄이 풍부해 우리 몸을 알칼리 체질로 바꿔주어요. 혈액 pH는 7.35~7.45 정도로 약알칼리성이죠. 이처럼 산 염기 균형은 갑상선 기능, 안정적인 혈당, 심혈관 건강과 면역력 등을 유지하는 데 필수예요."

"산성 체질이니 알칼리성 체질이니 하는 말은 많이 들었는데, 과일이 몸을 알칼리성 체질로 바꿔준다니, 와! 매우 놀랍네요. 과일 수분도 미네랄 균형을 잡아준다니 대단하네요. 그럼 말린 과일은 어떤가요? 수분이 없으니 생과일보다는 안 좋은 걸까요?"

"맞아요. 수분을 없앤 말린 과일은 아주 귀한 영양소를 버린 셈이에요. 생과일로 수분까지 꼭 챙겨 드세요. 말린 과일은 마르면서 당분이 농축되어 당 질량이 늘어난 상태이니 혈당에도 좋지 않아요. 그러니 생과일 그대로 먹는 게 좋아요."

세포해독제 식물영양소와 효소

과일에는 식물영양소가 매우 풍부하다. 빨간색, 노란색, 주황색, 보라색 등 식물의 예쁜 색을 만들어내는 성분이기도 하다. 이 식물영양소는 암을 연구하는 과학자들이 매우 주목하는 항암 성분이기도 하다. 면역력을 강화하고 암세포 성장을 지연시키며 세포 전이와 혈관신생을 막아주기 때문이다.

포도에 있는 레스베라트롤은 강력한 항산화 효과가 있으며 모세혈관을 튼튼하게 해준다. 포도의 또 다른 성분인 프로안토시아니딘proantocyanidine은 비타민 C의 50배, 비타민 E의 1,000배나 되는 강력한 항산화력을 가지고 있다. 옛 의약서인 『본초강목本草綱目』이나 『동의보감東醫寶鑑』에도 포도를 약재로 썼다는 기록이 있는 이유다. 환자들이 음식을 소화할 기력이 없을 때 포도를 먹으면 힘이 난다.

사과는 장수 유전자 피세틴fisetin과 근육 강화 효능이 있는 우르솔산ursolic acid이 함유된 대표적인 장수 식품이다. 케르세틴과 크롬도 풍부해 인슐린 민감도를 올려준다. 크롬이 풍부한 과일과 채소로는 사과 외에도 바나나, 오렌지, 브로콜리 등이 있다. 이처럼 모든 과일과 채소마다 고유의 성분이 들어 있는데, 과학자들은 성분들을 아직 다 파악하지 못한 상태이며 각 성분이 어떤 역할을 하는지 연구 중이다.

과일에는 효소가 풍부하다. 섭취하는 것 자체가 효소를 먹는 것과 같다. 효소는 동물과 식물에 모두 있으며 생명체의 생명 반응을 일으키는 촉매제이다. 음식 소화, 혈액순환, 호흡, 두뇌 활동 등 인체의 모든 활동은 이 효소의 힘으로 이뤄진다고 해도 과언이 아닐 정도다.

효소가 부족하면 병에 걸리기 쉽다. 효소가 풍부한 상태가 건강한 상태이기에 특히 병이 생겼을 때 매우 중요하다. 성장기 어린이가 노인보다 침이 많은 것도 효소량이 훨씬 많기 때문이다. 전 세계 최상급 병원 중 하나인 미국 메이요 클리닉Mayo Clinic의 연구에 따르면, 노인은 젊은이와 비교해 체내 효소량이 30분의 1 정도로 적다.

"그러면 할머니 몸에도 효소가 부족하다고 할 수 있겠네요. 어떻게 하면 효소량을 늘릴 수 있을까요? 할머니 연세에도 효소량을 늘리는 게 가능한가요?"

"예, 가능해요. 효소가 풍부한 식사를 하시면 돼요. 효소가 많은 음식은 몸속 효소를 덜 소모시켜요. 우리 몸은 음식을 소화하기 위해 많은 에너지를 사용하고, 효소는 이 과정에서 매우 중요한 역할을 합니다. 과일처럼 소화효소가 덜 필요한 음식을 먹으면 몸 전체의 효소 보유량이 늘어난다고 볼 수 있어요. 그동안 효소를 많이 사용하는 식사를 해왔기 때문에 효소 고갈로 인해 병에 취약해지셨을 거예요. 과일·견과류 식사는 효소를 공급해줄 뿐만 아니라 효소 낭비도 막아줘요. 과일·견과류 식사를 하고 나서는 식곤증이 없는 것이 바로 그 증거랍니다."

몸의 신진대사를 극대화하려면 효소를 낭비하지 않는 식사와 효소가 많은 음식을 먹는 게 좋다. 100세까지 무병장수할 수 있다는 것을 직접 보여준 스콧 니어링은 효소가 풍부한 식사로 신진대사를 극대화했다고 볼 수 있다.

"할머니가 안심하고 드셔도 되는 과일을 추천해주세요. 연세도 많고 공복혈당 수치가 높으니 아무거나 드시면 안 될 것 같아요."

"사실 생과일은 별문제가 없지만, 당뇨 환자는 심리적으로 단맛에 불안해하세요. 그러니 단맛이 강하지 않은 사과, 토마토, 베리류, 감귤류 같은 저당도 과일을 추천해요. 이런 과일과 샐러드를 같이 드시는 것이 밥보다 훨씬 더 안전한 식사이지요."

당뇨 환자에게 적당한 과일

당 조절을 해야 하는 당뇨 전 단계나 당뇨 환자에겐 당분이 적으면서 수분이 많은 과일이 좋다. 저당도 과일에는 사과, 토마토, 블루베리, 키위, 오렌지, 다양한 감귤류 과일이 있다.

토마토는 채소과 열매지만 당분이 많지 않아 당뇨에 좋다. 감귤류 과일을 많이 먹는 일본 오키나와 사람들은 만성질환이 적다. 이 과일들은 모두 GI지수Glycemic Index(혈당지수)가 20~30 정도로 매우 낮고, GL지수Glycemic Load(혈당부하지수)와 당 질량도 낮다. 그래도 걱정스럽다면 계절에 따라 저당도 제철 과일을 상황과 기호에 맞게 선택하면 된다.

저당도 과일	GI지수	일반식사	GI지수
사과	36	현미	55
딸기	29	고구마	55
키위	35	보리밥	66
토마토	30	호밀빵	64
귤	33	피자	60
레몬	22	찹쌀	80
오렌지	43	쌀밥	92

"할머니는 과일을 드시면 치아가 시리다고 하는데, 과일을 갈아 드시면 되나요? 과일주스나 착즙 주스, 과일즙은 어떤가요?"

"주스나 즙은 과일의 아주 귀한 성분인 식이섬유를 제거한 상태니 당연히 좋지 않아요. 식이섬유까지 그대로 갈았어도 모든 성분이 쪼개진 상태라 혈당이 빠르게 상승해요. 열을 가하거나 가공해 처리한 주스는 영양소 손실도 커서 주스나 즙 둘 다 추천하지 않아요. 제가 딸기와 바나나를 갈아서 간편하게 마신 적이 있는데, 1달 만에 저혈당증세가 왔어요. 과일을 갈아드신 분들은 그런 경험을 하신 적이 있을 거예요.

딸기와 바나나처럼 당분이 풍부한 과일을 갈아 마시면 섬유질이 파괴되어 당분이 더 빨리 흡수되기 때문에 혈당이 금세 올라요. 그러면 인슐린이 과도하게 분비되고 혈당은 다시 급격하게 떨어져 저혈당이 나타날 수 있지요. 이 현상이 바로 고혈당 후 저혈당이 오는 경우로, 빠르게 흡수되는 당분이 많은 음식을 섭취할 때 흔히 나타나요.

과일의 식이섬유는 채소의 식이섬유와 달리 더 중요한 역할을 해요. 생과일을 그대로 먹으면 식이섬유가 혈당이 상승하지 않게 도와주죠. 식이섬유는 또한 대장의 미생물 먹이가 돼서 장내 건강을 지켜 줍니다.

치아가 좋지 않아 잘 씹지 못한다면, 과일과 채소를 같이 갈아 먹는 방법이 있어요. 사과와 토마토, 사과와 셀러리 등을 섞어 함께 간 뒤 한 숟가락씩 천천히 먹으면 돼요."

"아, 그렇게 하면 할머니가 드시기 좋겠어요. 할머니의 혈당과 효소 문제를 한꺼번에 해결할 수 있겠네요."

치아가 좋지 않은 지원 씨 할머니 같은 사람들은 부드러운 음식을 먹어야 하니, 과일과 채소를 함께 간 주스나 채소 분말을 물이나 주스에 섞어 마시는 등 다양한 방법을 찾는 게 좋다.

죽어가던 췌장 세포도 살아나는 장수 식사법

100세인이 가장 많이 살고 있는 블루존은 암과 당뇨병과 각종 대사질환이 없는 곳으로 알려져 있다. 이곳 사람들은 어떤 삶을 살기에 이런 일이 가능할까? 장수 지역 사람들의 라이프 스타일은 다양하지만, 식사법은 대부분 비슷하다. 식물 중심의 식사다. 과일과 채소, 콩, 견과류, 씨앗류를 많이 섭취한다.

과일과 채소, 콩과 견과류, 씨앗류의 식물성 식단은 세포에 영양 공급과 해독 작용을 동시에 한다. 몸속 해독제 글루타치온glutathione과 세포효소 시스템을 활성화한다. 글루타치온은 비타민 C보다 100만 배 강력한 항산화 효과가 있다고 알려져 있으며, 강황의 커큐민과 브로콜리의 설포라판은 NRF2Nuclear factor E2-related factor 2를 활성화하여 글루타치온 생성을 촉진한다. NRF2는 항산화 작용을 하는 전사인자transcription factor로, DNA에 직접 결합해 주변 유전자의 발현을 조절하는 단백질이다.

이뿐만 아니라 과일과 채소의 식이섬유는 장내 미생물 대사에 꼭 필요한 필수 성분이다. 이 과정에서 생성된 단쇄지방산Short chain fatty acids, SCFAs은 유익한 장내 미생물과 미토콘드리아의 에너지원으로 사용된다. 장수하는 사람들은 기본적으로 장이 튼튼하다. 장에 대한 자세한 설명은 3장에 나와 있다.

블루존인 일본 오키나와 사람들은 여주를 자주 먹는다. '쓴 멜론Bitter melon(고야)'이라고도 불리는 여주에는 천연 인슐린으로 유명한 차란틴charantin이 들어 있다. 차란틴은 스테로이드 성분으로 혈당을 조절하고 당뇨 관리에 도움을 준다.

블루존 사람들은 동물성 단백질을 덜 섭취한다. 좋은 환경에서 건강하게 자란 동물의 고기를 소량 섭취하기도 하지만, 대부분 식물성 위주의 식사다. 오키나와 사람들은 돼지고기를 수육 형태로 요리해 한 번에 약 40g 정도 섭취한다. 동물성 단백질은 인슐린 유사 성장인자인 아이지에프-원IGF-1 농도를 증가시켜 세포 성장을 가속하여 노화를 촉진하고, 장수 유전자의 활성을 억제하는 부작용이 있기도 하다.

이처럼 세포가 건강해지려면 당연히 세포막도 건강해야 한다. 앞 장에서 암이나 만성질환을 앓으면 세포막이 손상된 상태일 수 있다고 설명했다. 그러면 세포의 신진대사뿐만 아니라 몸 전체의 대사 기능에도 장애가 발생한다. 건강한 세포막은 이중지질막으로 탄력적인 모습이며, 세포 기능에 매우 중요하다. 하지만 당분과 산화된 기름은 세포막을 손상시킨다. 세포막 건강은 혈관 건강과 뇌 건강과도 직결된다.

건강한 췌장 세포를 만들려면 건강한 기름이 필수다. 지중해 식단에서는 올리브오일을 매우 중요하게 여기는데, 몸에 좋은 지방이 많기 때문이다. 지상 최고의 슈퍼푸드로 알려진 모유에는 약 35% 정도의 지방이 포함되어 있다. 성인도 음식물에서 이 정도 비율의 지방을 섭취하는 것이 좋다. 꼭 올리브오일이 아니어도 들기름이나 지방이 많은 견과류나 아마씨, 해바라기씨 같은 씨앗류를 섭취하면 된다.

당뇨인의 삼시세끼 식사법

"당뇨 환자에게 좋은 삼시세끼 식사법이 있을까요?"

"췌장을 보호하면서 영양이 풍부하고 소화 잘되는 식사를 한다는 생각으로 삼시세끼 드시면 좋아요. 꼭 쌀밥을 먹어야 한다는 생각만 없애도 몸은 빠르게 회복될 수 있어요."

아침 식사: 수분이 풍부한 저당도 제철 과일

아침 식사는 수분이 많은 과일을 먹는 것이 좋다. 해독 작용을 돕기 때문이다. 과일은 간에서 직접 흡수되므로 소화효소 작용이 필요 없어 소화기관이 쉴 수 있다. 무엇을 많이 먹어서 채우기보다는 내 몸을 어떻게 쉬게 해주고 좋은 영양소를 잘 흡수시킬지가 관건이다.

아침 식사량은 약 500g 정도면 좋다. 물 500mL를 마시는 양이다. 한꺼번에 먹기 부담스러우면 나누어 먹어도 된다.

다시 한 번 강조하지만, 당뇨인이 과일에서 주목해야 할 것은 당분이 아니다. 과일에 든 다양한 식물영양소다. 식물영양소가 없으면 몸속 독소와 세포 내 독소 해독이 어렵다. 우리 몸에는 글루타치온, SODsuperoxide dismutase(슈퍼옥사이드 디스뮤타아제), 알파리포산α-lipoic acid, 코엔자임 큐텐coenzyme Q10, 카탈라아제 catalase 등 다양한 해독제가 있다. 비타민 A, 비타민 C, 비타민 E는 세포 안팎에서 활성산소를 중화하는 역할을 한다.

토마토의 리코펜, 사과와 양파의 케르세틴, 포도의 레스베라트롤, 딸기의 피세틴, 아보카도와 양배추, 브로콜리의 NMNnicotinamide mononucleotide(니코틴아마이드 모노뉴클레오티드)도 세포를 강하게 만든다. 특히 세포 내 미토콘드리아까지 기능이 강화된다. 미토콘드리아가 튼튼해지는 것이 질병 회복의 지름길이다.

점심 식사: 혈당을 낮추는 볶은 곡식과 두부채소찜

당뇨인의 최고 식사는 현미 잡곡으로 알려져 있다. 그러나 현미 잡곡 식사는 소화력이 좋은 사람에게는 괜찮지만, 소화력이 떨어진 사람에게는 적합하지 않다. 췌장 기능을 복구하려면 무엇보다 소화에 쓰는 에너지를 줄여야 한다.

채소를 익혀서 먹으면 쉽게 소화된다. 두부와 양배추로 만든 된장두부양배추찜 같은 음식도 좋다. 양배추 사이에 두부를 넣고 된장으로 간을 맞춰 찐 음식으로 소화도 잘되고 맛있다. 두부와 청경채, 다른 채소를 함께 쪄 먹는 것도 좋다.

볶은 곡식을 먹을 때는 그냥 밥으로 꼭꼭 씹어 먹는 방법과 물에 살짝 끓여서 누룽지처럼 먹는 방법이 있다. 볶은 곡식은 소화에 필요한 에너지를 덜 쓰게 하고 영양과 해독 효과도 제공한다. 잡곡을 쪄서 익힌 후 열로 볶으면 껍질이 타면서 탄소 구조가 형성되는데, 마치 숯가루처럼 몸속 노폐물을 흡착해 배출하는 데 도움이 된다. 고기를 태우면 발암물질이 생길 수 있지만, 볶은 곡식은 이처럼 해독 효과가 있다. 태운 누룽지로 만든 숭늉도 해독에 좋다.

저녁 식사: 혈관이 튼튼해지는 채소볶음

저녁은 잠자기 전 몸을 편안하게 만드는 시간이다. 영양을 고려한 식사보다는 위에 부담을 주지 않는 식사가 더 좋다. 때때로 금식이나 간헐적 단식을 해도 괜찮다. 소화기관이 쉬면서 세포가 회복된다. 당뇨를 완치한 사람 중에는 간헐적 단식을 했다는 사람도 종종 있다.

저녁 식사로는 간단한 채소볶음 요리 같은 것이 좋다. 볶을 때 콩기름, 해바라기유, 카놀라유보다는 엑스트라 버진 등급의 올리브오일, 들기름, 코코넛오일이 좋다. 엑스트라 버진 올리브 오일은 화학적 정제나 고온 처리없이 냉압착이나 기계적 방법만을 사용하여 추출한다. 세포를 건강하게 만드는 불포화지방산이 풍부한 오일을 먹자. 견과류와 씨앗류에는 비타민 E가 풍부해 세포막을 튼튼하게 한다. 혈관 벽도 튼튼해진다.

당뇨가 있으면 혈액이 당분으로 끈적거려 순환이 잘되지 않는 것 외에도 심각한 문제가 있다. 혈구가 혈관 벽에 상처를 내고 염증을 일으키며 혈관 탄력도 떨어진다. 당뇨는 혈관병이다. 당 수치에만 집착하지 말고 혈관을 튼튼하게 하는 데 관심을 기울여야 한다.

당뇨를 예방하는 생활 습관

안정적인 혈당 대사는 인슐린 저항성과 혈관 건강을 위해 매우 중요한 요소다. 인슐린 민감도가 떨어지거나 인슐린이 잘 분비되지 않으면 영양도 잘 흡수되지 않고 면역력과 근육에도 영향을 미치기 때문이다.

혈당을 잘 조절할 뿐만 아니라 더 나아가 췌장을 쉬게 하고 튼튼하게 만들어야 한다. 췌장은 혈당 호르몬과 소화효소를 생산하고 분비하는 기관이기에 아무 생각 없이 음식을 먹는 것만으로도 췌장은 일하게 된다. 혈당을 안정시키면서도 췌장을 튼튼하게 만드는 방법을 알면, 당뇨뿐만 아니라 혈관 건강과 면역력이 향상된다.

당뇨 예방 생활 습관 1_ 하루 한 번만 밥빵면떡 먹기

가장 쉽게 찾아 먹을 수 있는 밥빵면떡은 혈당을 빠르게 올리고, 고지혈증, 지방간, 당뇨 전 단계로 이끌기도 한다. 밥빵면떡은 하루 한 번 정도만 꼭꼭 씹어서 먹는다.

당뇨인이라면 볶은 곡식 식사가 좋다. 볶은 곡식은 그냥 먹어도 좋지만, 너무 딱딱하고 건조할 경우 소량의 물에 불리거나 잠시 끓여서 부드럽게 한 후 먹어도 좋다. 점심에 한식 위주의 식사를 했다면 저녁은 가볍게 먹는 것이 좋다. 혈당이 느리게 상승하도록 먼저 채소와 단백질류를 먹은 후 밥을 먹는다.

To do list

- 하루 한 번만 밥빵면떡 식사하기
- 볶은 곡식 식사하기
- 천천히 50번 씹어서 먹기
- 채소와 두부, 생선 같은 단백질류 먼저 먹기

당뇨 예방 생활 습관 2_ 저당도 과일과 채소견과샐러드 먹기

생과일은 인슐린 저항성을 낮춰서 당뇨, 췌장염, 췌장암을 예방해준다. 『임상 내분비학 대사 저널』과 호주의 베이커 심장당뇨연구소에서는 생과일이 인슐린 저항성을 낮추고 염증을 예방해 췌장암을 예방한다고 발표했다.

과일의 자연 당과 합성 과당은 다르다. 과일에 들어 있는 다양한 식물영양소와 비타민, 미네랄은 췌장을 보호해준다. 만약 당뇨가 심하다면 저당도 과일과 채소를 같이 섭취하여 당도를 낮추는 것이 좋다. 과일이 달아도 언제나 밥빵면떡보다 당분이 적다는 것을 명심하면 건강이라는 목표에 쉽게 도달할 수 있다.

To do list

- **아침과 식전에 과일과 채소 500g: 사과, 키위, 블루베리 등**
- **채소견과샐러드 하루 한 접시: 케일, 셀러리, 양배추, 당근, 견과 등**

당뇨 예방 생활 습관 3_ 채소볶음 먹기

장수마을 블루존에서 자주 먹는 반찬은 채소올리브오일볶음이다. 저녁에 먹는 채소볶음은 혈당을 올리지 않으며, 아침과 점심에 부족했던 필수지방산이라는 좋은 영양소를 제공한다. 잠자리에 들기 전이라 소화기관을 지치지 않게 하는 식사로도 더 적합하다.

많은 사람이 저탄고지(저탄수화물 고지방 식단) 혹은 저탄고단(저탄수화물 고단백질 식단)을 주장하지만, 가장 건강하고 세포가 잘 분열하는 모유의 3대 영양소 비율대로 식사하는 것을 추천한다. 모유의 탄수화물 : 단백질 : 지방 비율은 7 : 1 : 4이다. 이를 칼로리로 환산하면, 약 55% : 10% : 35% 정도다. 하루에 지방을 35% 챙겨 먹는 습관을 지닌다면, 대사질환에서 벗어날 수 있다.

To do list

- 저녁 식사: 양파, 당근, 버섯을 올리브오일(또는 들기름)로 살짝 볶아 견과류를 뿌려 먹는다. 가끔 새우나 오징어, 조개류 등의 해물을 50g 정도 넣어도 좋다.

당뇨 예방 생활 습관 4_ 근육 운동하기

근육운동을 하면 마이오카인myokine이 분비되어 인슐린 민감도를 올리고 혈당은 낮아진다. 마이오카인은 근육에서 분비되는 생리활성물질로, 주로 운동할 때 근육세포에서 생성된다. 혈류를 통해 다른 기관이나 조직과 세포에 영향을 미친다. 신진대사를 활성화하고 인슐린 감수성을 개선해 혈당을 낮춰준다. 항염 작용과 지방분해를 촉진하는 작용도 한다. 이외에도 뼈와 심혈관계 건강에도 좋은 영향을 미치는 것으로 알려져 있다. 대표적인 마이오카인으로는 인터류킨-6IL-6, FGF21Fibroblast Growth Factor 21 등이 있다.

To do list

- 최소 주 3회 50분 근력 운동하기(총 150분 이상)

3장

장은 스스로 생각한다

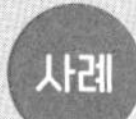

크론병으로 일상생활이 어려웠어요

58세 김종헌(가명) 씨는 택시 운전을 한다. 그런데 크론병으로 언제 배가 아프고 설사가 날지 몰라 항상 조바심 내며 일했다. 그래서 비교적 여유로운 시간대를 고르다 보니 주로 야간 근무를 할 수밖에 없었지만, 길 위에서의 생활을 무리 없이 이어나가기가 늘 쉽지 않았다.

김종헌 씨는 자신에게 어떤 식단이 바람직한지 정보를 얻고 싶어서 우리 연구소에 왔다. 그는 추천받은 점막 강화 식단을 실천하기 시작했고, 한 달쯤 지난 후부터 복통과 설사가 일어나는 횟수가 줄어들기 시작했다. 늦은 시간에 운전을 하느라 떨어졌던 체력도 눈에 띄게 좋아졌다.

이제는 조바심 내지 않을 만큼 일상생활이 가능해 살 만한 느낌이 들었다. 이대로 몇 개월 더 계속하면 정말 완치될 수 있겠다는 희망까지 들었다. 몸은 다시 좋아질 수 있고, 나이가 들어도 더 멋진 삶이 온다는 생각에 생기가 돌았다.

장은 제2의 뇌, 스스로 생각한다

"아빠에게 대장암이 발견되었을 때는 3기였어요. 다행히 수술로 큰 위험은 넘겼지만, 식사도 조심해야 하고 화장실 가는 것도 많이 불편해하세요. 왜 대장암에 걸렸을까요? 제가 유산균이 많은 요거트를 자주 챙겨드렸고, 고기도 그다지 많이 드시는 편은 아니에요. 단백질을 하루 70g 정도 섭취하는 게 좋다고들 해서 그 정도 드셨고, 과식한 적도 별로 없으세요. 대체로 좋은 식사를 삼시세끼 잘 챙겨 드셨어요."

"제가 반복해서 말씀드리듯이 질환은 세포 단위에서 이상이 생긴 것입니다. 대장암과 같은 질환도 대장만의 문제가 아니고 우리 몸의 전체적인 신진대사와 관련 있어요. 하지만 우리가 장에 대해 잘못 알고 있어서 장에 무리를 주는 경우가 많긴 해요. 올바른 장 사용법 이전에 먼저 장에 대한 오해를 풀어볼까요?"

"장에 대한 오해요? 그동안 영양과 해독을 주로 강조하셨으니, 장은 해독기관이라고 생각하면 되지 않나요? 장은 노폐물을 잘 내보내는

게 주된 기능이니 다른 기관에 종속된 기관 같은 느낌이 들어요."

"맞아요. 장은 해독기관이에요. 그렇지만 장은 흡수도 하니 영양과 해독을 모두 하는 기관으로 보아야 해요. 더 나아가, 장은 몸 전체를 지휘하는 지휘소 역할도 한답니다."

"지휘는 뇌가 하는 일 아닌가요? 장은 다른 장기들처럼 뇌의 지시를 받아 일하는 거고요."

"원론적으로 틀린 말은 아니지만, 장은 그 이상의 역할을 해요. 일단은 우리 몸속 장은 매우 복잡하고 미묘한 기관임을 알아야 해요. 예전엔 장을 마치 하수구처럼 먹고 배출하는 기관 정도로 여기기도 했어요. 그래서 대장 하면 똥 생각이 떠올라 더럽다는 느낌이 먼저 든다는 사람들도 있었죠. 장이 우리 몸에서 얼마나 소중한 기관인지 몰랐던 거예요. 장은 '제2의 뇌' 라고 할 정도로 똑똑한 기관이에요. 장을 잘 이해하면 유산균 먹는 것보다 더 좋은 장 관리법을 알게 될 거예요."

장은 스스로 생각한다

뇌는 우리 몸을 지배하는 기관이다. '뇌'라는 말을 들으면 뭔가 소중하게 잘 보호해줘야 할 것 같은 느낌을 받는다. 그래서 DHA를 함유한 우유 등 두뇌에 좋다는 영양소를 잘 챙기려고 노력한다. 뇌과학이 발달한 이유도 우리 몸을 지배하는 뇌의 엄청난 능력에 관심이 많아서일 것이다.

그런데 장도 뇌만큼, 아니 그 이상으로 똑똑하다. 미국 컬럼비아대 신경생리학자 마이클 거숀Michael Gershon 교수는 장을 '제2의 뇌The Second Brain'라고 부른다. 장이 가진 신경세포 규모와 장 신경계의 독자적 능력이 엄청나기 때문이다. 독자적이라는 말은 뇌 신경계가 죽은 경우에도 장 신경계는 독립적으로 살아 있다는 뜻이다. 장에는 1억 개의 독자적인 신경세포가 존재한다. 장은 뇌가 사망해도 움직이며, 뇌의 지시 없이도 스스로 움직인다.

기존 의학계는 장이 그 정도로 똑똑할까 의구심을 가지며 받아들이길 꺼려 했지만, 연구가 거듭되면서 장은 그 위상과 역할을 더욱 인정받게 되었다. 과학 학술지 『네이처*Nature*』는 장 연구를 줄기세포 연구만큼 유망한 분야로 본다. 『한국소화기내과 저널*KJG*』에 따르면, 중추신경계와 장 신경계는 모두 신경능선neural crest에서 나와 서로 밀접한 관계가 있다. 중추신경계와 장 신경계, 뇌와 장은 배아 발생 과정 기원이 같다는 뜻이다.

장은 뇌와 상호작용하며 서로 영향을 주고받는다

장과 뇌의 상호작용을 장-뇌 연결축gut-brain axis(장뇌축) 메커니즘으로 본다. 간단히 예를 들면, 걱정이 많을 때 배가 아프거나 소화가 잘되지 않는 경우다. 과민성장증후군 환자가 자주 불안해하고 우울한 것도, 뇌에서 오는 신경 신호에 장이 과민하게 반응하기 때문이다.

이처럼 장은 신경과 면역, 호르몬 같은 우리 몸의 모든 신진대사에 영향을 미친다. 우리가 먹고 느끼고 생각하고 사랑하고 공부하고 일하는 모든 것이 원활하게 돌아가는 이유는 장 덕분이라고 해도 과언이 아니다. 그래서 장 기능이 나빠지면 일상생활부터 사회생활까지 삶의 전반에 문제가 생긴다. 소화, 흡수, 배설 같은 기본 기능부터 감정, 식욕, 수면을 조절하는 호르몬에 문제가 생길 수 있다.

특히 장-뇌 연결축은 치매, 알츠하이머, 파킨슨 같은 신경 퇴행성 뇌 질환과의 연관성이 밝혀져 더 주목받고 있다. 파킨슨 환자 대부분은 장 상태가 나쁘고 장내 미생물 균형이 깨져 있다. 요즘 젊은 치매 환자가 증가하는 현상도 장 상태가 나빠져 뇌 건강에 영향을 미치는 다양한 요인들이 생겨났기 때문으로 볼 수 있을 것이다.

신경 퇴행성 뇌 질환은 한 개인이나 가족에게만 고통을 안겨주는 것이 아니다. 치매와 알츠하이머의 급증은 사회와 국가에도 심각한 영향을 끼친다. 장기요양 서비스나 간병인 지원처럼 국가가 나서서 정책적으로 해결해야 할 문제로 발전한다. 나이 든 분들은 암보다도 치매에 걸려 가족들을 못 알아보고 피해를 줄까 봐 더 두려워한다.

퇴행성 질환을 단순히 노화 문제로만 보아선 안 된다. 만약 많은 장 관련 연구자들이 추정하는 대로 장 상태와 퇴행성 질환의 긴밀한 상관관계가 증명된다면, 충분히 예방과 개선을 할 수 있다. 이외에도 장-뇌 연결축은 자폐스펙트럼장애와 우울증 같은 정신 질환과도 연관이 있다.

어떻게 장이 뇌에 영향을 미치게 된 것일까? 장내 미생물에서 발생한 독소가 뇌에도 전달되기 때문이다. 최근 자폐스펙트럼장애를 가진 어린이들의 장내 미생물을 분석하여 치료한 결과 자폐스펙트럼장애 증상이 완화되었다는 연구 성과가 나왔다. 특정 장내 미생물에서 생긴 신경독소가 뇌 기능에 나쁜 영향을 미치는 것을 해결하게 된 것이다.

이처럼 장-뇌 연결축과 연관된 질병 연구는 계속 확대되고 있다. 뇌에 발생한 문제라고 해서 뇌를 중심으로 바라보기보다는 몸 전체 신진대사의 관점에서 바라볼 때 근본적인 예방이나 치료가 가능하다. 장-뇌 연결축 관련 연구는 활발하게 진행 중이며, 연구가 진행될수록 더 많은 질병과의 관계가 규명될 것으로 기대된다.

장-뇌 연결축과 자폐스펙트럼장애

최근 연구를 통해 장-뇌 연결축과 자폐스펙트럼장애의 상관관계가 밝혀지고 있다. 자폐스펙트럼장애Autism Spectrum Disorder, ASD를 가진 아이들은 불안감과 반복적인 행동, 사회성 결여와 더불어 설사나 변비, 복통 같은 소화기 증상을 자주 호소한다. 이런 소화기 증상은 장내 환경이 뇌 신경에 영향을 미침을 보여준다.

자폐스펙트럼장애가 있는 아이의 장내 미생물을 연구한 결과, 장애가 없는 아이들의 장과 다르다는 것이 드러났다. 자폐스펙트럼장애 아이들은 공통으로 장내 특정 유익균이 적고 유해균이 증가하는 경향이 있었다. 이러한 장내 미생물 불균형은 뇌에 필요한 신경전달물질의 결핍을 가져온다. 해로운 장내 미생물이 많으면, 세로토닌과 가바gamma-aminobutyric acid, GABA(아미노산 계열의 신경전달물질) 같은 물질이 만들어지지 않는다.

또 장내 유해균이 뇌를 공격해 자폐스펙트럼장애의 원인을 제공하는 것으로 보이는 결과도 있다. 유해균 외막에서 LPSLipopolysaccharide라는 물질이 나와 자폐스펙트럼장애 아이들의 행동을 변화시킬 수 있다는 것이다.

진화생물학자 앨러나 콜렌Alanna Collen은 자신의 책 『10퍼센트 인간*10% Human: How Your Body's Microbes Hold the Key to Health and Happiness*』에서 자폐스펙트럼장애와 미생물의 상관관계를 제시한다. 유해균 중 하나인 파상풍균clostridium tetani이 만든 신경독소가 자폐스펙트럼장애 아이 앤드루의 뇌에 염증을 일으켰다는 가설을 세우고 항생제 치료를 하자 빠르게 호전된 것이다.

◦◇◦◇◦◇◦◇◦◇◦◇

미국의 유명한 미생물학자인 시드니 파인골드Sydney Finegold는 이 결과를 의미 있게 받아들여 클로스트리듐clostridium 계열 박테리아를 박멸하는 항생제를 자폐스펙트럼장애 어린이 11명에게 투여한 결과 상태가 신속하게 좋아졌음을 확인했다. 아이들은 정상적으로 말하고 자기 의견을 표현하며 집착적인 행동을 멈추게 되었다. 파인골드의 장내 미생물과 자폐스펙트럼장애 연구는 여전히 주목받고 있다.

이처럼 장내 미생물 균형을 바로잡아 치료하는 사례들이 늘어나고 있다. 2017년 미국 애리조나주립대에서는 자폐스펙트럼장애 어린이 18명을 대상으로 10주 동안 대변 이식 치료를 한 결과 소화기 증상뿐만 아니라 행동 증상이 개선되는 성과를 얻었다.

장은 좋은 것과 나쁜 것을 모두 흡수한다

"장과 뇌가 마치 공생관계 같다는 생각마저 드네요. 장이 자기 본연의 기능인 소화 흡수와 관련해서도 뭔가 예사롭지 않은 역할을 할 것 같은데요?"

"맞아요. 장의 소화 흡수 기능은 세균처럼 우리 몸을 공격하는 외부 세력들로부터 지켜주는 면역 기능과 연관되어 있어요. 이것 말고도 장의 여러 가지 비밀을 하나씩 차근차근 풀어볼게요. 장은 의외로 복잡한 기관이어서 기초부터 알아야 해요."

장은 소장(작은창자)과 대장(큰창자)으로 구분할 수 있다. 길이는 소장이 약 7m, 대장은 약 1.5m다. 굵기는 소장이 약 2.5~4cm 정도고, 대장은 약 7.5cm다.

소장의 구조와 하는 일

소장은 음식물 소화를 돕는 장기로 십이지장(샘창자, 소화액을 분비하는 샘gland과 관련 있어서 붙여진 이름), 공장(빈창자), 회장(돌창자)으로 구분한다. 십이지장에는 총담관과 췌관이 연결되어 이를 통해 소화효소와 소화액이 십이지장으로 분비된다. 공장은 십이지장에 이어지며 길이는 약 2m다. 회장은 공장 아래부터 대장 위쪽까지 붙어 있는 부분이다.

소장에서는 탄수화물, 단백질, 지방 3대 영양소의 소화가 이루어진다. 단백질 분해효소와 지방 분해효소, 탄수화물 분해효소가 모두 분비된다. 단백질은 아미노산으로 쪼개지고, 지방은 지방산과 글리세롤로, 탄수화물은 포도당과 과당, 갈락토스로 분해된다.

분해된 영양소 대부분은 공장의 융털(융모)을 통해 흡수하며, 다양한 비타민과 미네랄, 효소나 식물영양소와 수분 등 온갖 영양소도 함께 흡수한다. 흡수된 영양소는 림프관과 모세혈관으로 들어간다.

음식물이 소장을 통과하는 데는 보통 3~6시간 정도가 걸린다. 영양소를 흡수하는 소장 점막에는 주름과 혈관이 많고, 융털이 촘촘하게 나 있다. 융털은 1㎟당 20~40개 정도 있으며, 융털 표면에 미세융모microvilli가 나 있다. 원통 모양인 소장의 표면적은 1.33㎡ 정도이지만, 주름과 융털까지 계산하면 약 200㎡로 약

60평대 아파트 크기에 해당하는 면적이다.

소장 점막에서는 영양소가 제대로 흡수되지 않거나 이상 세균이 증식하는 등의 문제가 종종 일어난다.

소장 점막 기능이 약해지면 영양소가 제대로 흡수되지 못할 뿐만 아니라, 점막 세포 사이에 틈이 생겨 장 내용물이 몸속으로 새어 들어갈 수 있다. 이것을 장누수증후군이라고 한다.

소장에 이상 세균이 증식해도 문제가 생긴다. 소장에는 대장의 1,000분의 1 정도의 장내 미생물이 살고 있다. 연쇄상구균, 베일로넬라, 푸소박테리움, 프레보텔라가 주로 살며, 구강 미생물 총과 비슷하다. 그런데 이 세균들이 어떤 원인에 의해 과잉 증식하는 현상을 소장 내 세균 과증식small instetinal bacterial overgrowth, SIBO이라고 하는데, 최근에 이로 인한 고통을 호소하는 사람이 점점 늘고 있다.

대장의 구조와 하는 일

대장은 맹장(막창자), 결장(잘록창자), 직장(곧은창자)으로 나눌 수 있다. 이중 결장이 대장 대부분을 차지한다. 결장은 네 부분으로 나누어 상행결장, 횡행결장, 하행결장과 S자 결장이라 부른다.

대장은 소장이 미처 흡수하지 못한 영양소와 수분을 흡수하고 변을 저장하여 배출한다. 소화된 음식물은 대장에서 약 12~25 시간 동안 머무르며 변이 된다. 변이 대장에 오래 남아 있을수록 독소가 장내 혈관으로 계속 흡수된다. 만성변비 환자들은 만성 피로와 편두통, 여드름 등 다양한 증상이 나타나는데, 흡수된 변 독소가 몸의 다른 장기로 흘러 들어가기 때문이다.

무슨 음식을 먹었느냐에 따라 장 상태는 달라진다. 고기를 많이 먹은 후와 과일과 채소를 많이 먹은 후의 장 상태를 비교하면 사뭇 다르며 변 냄새도 다르다.

고기에 든 단백질은 대사 과정에서 악취 나는 성분을 많이 만든다. 암모니아, 요산, 요소, 인돌과 스카톨 같은 대사산물은 냄새가 심한 만큼이나 유독 성분이 많다. 그래서 장속에 오래 머무를수록 몸에 좋지 않다.

사자 같은 육식동물의 장은 매우 짧아 이 성분들이 장에 머무는 시간도 짧다. 장 길이가 몸통의 1.5~2배 정도밖에 되지 않는다. 초식동물은 풀을 주로 먹기에 유독 성분이 상대적으로 덜 발생한다. 대신 식물 섬유소를 완전히 소화해 에너지로 만들기 위해 음식이 장에 머무는 시간이 매우 길다. 장 길이가 몸통의 20배 정도다.

사람은 동물성, 식물성 음식을 가리지 않고 먹는 잡식동물이다. 현대 인류는 공장에서 만들어낸 가공식품도 자주 먹는다. 만약 자신의 변에서 악취가 난다면, 몸에 좋지 않은 음식을 먹은 결과라고 여기는 게 좋다. 건강검진 대장 내시경 결과를 보면 5명 중 3~4명은 대장용종이 있다. 이것도 장 독소와 무관하지 않다.

이처럼 대장 노폐물은 몸의 다른 장기에 영향을 미친다. 대장과 가까운 간과 담낭, 신장과 폐는 물론이고 저 멀리 뇌에까지 영향을 미치는 것이다. 이는 장과 간 순환(장에서 흡수된 물질들이 간으로 전달되어 처리되는 과정)과 장-뇌 연결축 때문이다.

노폐물에 포함된 독소가 간으로 흘러 들어가면 간 기능이 약해진다. 우리 몸의 독소 70%를 해독하는 간 기능이 떨어지면, 지방 대사도 원활하지 않아 배 둘레가 점점 늘어나고, 내장지방과 지방간이 커질 수 있다. 근래에 허리둘레가 급격히 늘어났다면, 반드시 간과 대장 상태를 점검해볼 필요가 있다.

변비가 있을 때도 반드시 독소 문제를 생각해봐야 한다. 변 독소가 우리 몸으로 꾸준히 흘러 들어가면 어떤 질병을 일으킬지 모른다. 변비는 한마디로 온몸에 독소를 퍼트리는 원천 역할을 한다. 그러니 반드시 조기에 해결해야 한다. 독소가 뇌에까지 영향을 미치니 그냥 내버려두면 안 된다.

장도 두뇌처럼 소중히 여겨야 한다. 장을 어떻게 관리하는 것이 좋은지 알고 있어야 한다. 장도 DHA처럼 고급 영양소가 필요하다. 그 이유는 장이 면역과 연관되기 때문이다.

"대장이 엄청 중요하네요. 독소를 내뿜는 변비를 가볍게 생각하면 안 되겠어요. 저도 변비가 있지만, 별거 아니라고 생각했어요. 친구들 대부분도 그렇고요. 친구들이 푸룬주스 같은 걸로 해결해서 저도 가끔 마셔요. 이게 문제가 될까요?"

"푸룬주스 같은 걸로 변비에 급하게 대처하는 건 단기적으로는 괜찮아요. 그러나 오랫동안 지속하면 장이 불필요한 물리적 자극을 받아 문제를 일으킬 수 있지요. 식단으로 자연스럽게 장을 움직이게 해서 매일 변을 보는 것이 당연히 더 좋겠죠.

장을 단순히 배출 통로로만 여기고 변비는 큰 문제가 아니라고 생각하는 사람이 많아요. 며칠 화장실에 못 가면 변비약이나 변비에 효과 있는 음식물로 해결하는 사람이 많죠. 하지만 변비는 그렇게 가볍게 볼 증상이 아니에요. 온몸에 다른 질환을 퍼트리는 씨앗 역할을 하니까요."

장과 치매, 혈액-뇌장벽

장 건강은 뇌 건강에 영향을 미친다. 파킨슨, 알츠하이머, 치매 같은 뇌 질환과 우울증 같은 마음 상태를 좌지우지한다. 혹시 최근에 감정 조절이 잘 되지 않거나 문제가 있다면 장이 건강한지 검사해 보는 것이 좋다.

장내 미생물이 만들어낸 신경독소가 알츠하이머를 일으킬 수 있다는 논문이 신경학 전문지 『신경학 전문가들*Frontiers in Neurology*』에 발표되었다.

이 논문에 따르면, 알츠하이머 환자의 뇌 신경세포에서 미생물이 만든 'BF-LPS'라는 강력한 독성 물질이 발견되었다. 이 물질은 위장과 대장에 사는 세균 중 하나인 박테로이데스 프라질리스bacteroides fragilis에서 유래한 성분으로 확인되었다. 장-뇌 연결축을 통해 이 독소가 뇌세포에 들어와 염증을 일으키고 신경세포를 사멸시켜 알츠하이머가 나타난 것이다. 미국 농무부는 알츠하이머를 예방하기 위해 하루 30g 정도의 식이섬유를 먹도록 권고하고 있다.

그 외에도 치매나 알츠하이머, 파킨슨의 원인으로 혈액-뇌장벽Blood-Brain Barrier, BBB도 매우 중요하게 대두되고 있다. 혈액-뇌장벽은 뇌에 중요한 영양소만 흡수하고 독성 물질은 들어오지 못하도록 설계된 우리 몸의 중요한 보호 시스템 중 하나다. 하지만 노화나 기타 이유로 혈액-뇌장벽을 이루는 세포 결합이 느슨해져 들어오면 안 되는 물질까지 들어와 문제가 발생한다. 남캘리포니아대학교 연구팀은 미세혈관이 손상되면서 생긴 피브리노겐

◦◇◦◇◦◇ ◦◇◦◇◦◇

fibrinogen(혈액 응고에 관계하는 혈장 단백질)이 치매가 시작되는 인자가 된다는 연구 결과를 발표했다. 알츠하이머 환자의 사후 뇌 상태를 관찰해보니 보통 사람보다 피브리노겐 수치가 3배 이상 많았다. 혈액-뇌장벽의 손상으로 치매와 알츠하이머가 발생할 수 있다는 매우 중요한 사실을 보여준다.

뇌 건강에도 소화기관처럼 영양과 해독 원리가 적용된다. 뇌세포와 혈액-뇌장벽을 튼튼하게 유지해 충분한 산소와 영양소를 뇌에 공급하면 뇌 질환을 예방할 수 있다. 그렇다면, 뇌세포와 혈액-뇌장벽을 튼튼하게 하는 방법은? 독자 여러분은 이미 알고 있다. 우리 몸의 대사를 원활하게 하는 다양한 방법들을.

못생긴 장은 면역력이 떨어진 장이다

"알아갈수록 인간의 몸은 신비롭네요. 그런데 장 건강 상태는 사람마다 다르잖아요. 한눈에 건강 상태를 알 방법이 있나요?"

"얼굴을 보면, 나이와 상관없이 빛이 나고 윤기가 흐르는 사람이 있는가 하면, 거무튀튀하고 어딘가 아파 보이는 사람이 있죠. 그렇게 얼굴만 봐도 건강 상태를 어느 정도 짐작할 수 있듯이, 마치 관상 보듯 '장의 얼굴'이라는 장상腸相을 보면 장 건강 상태를 어느 정도 알 수 있어요."

못생긴 장은 병이 생길 수 있다

일본의 명의로 알려진 신야 히로미는 대장 내시경을 40만 건 이상 검사한 소화기암 전문의다. 그는 내시경으로 장을 보는 것만으로 그 사람이 평소에 어떤 음식을 먹는지 알 수 있다고 한다.

우유와 유제품을 많이 먹는 사람의 장은 장상이 울퉁불퉁하고 색깔도 고르지 않다고 한다. 혈색 나쁜 얼굴처럼 장상도 그렇다는 것이다. 반면에 과일이나 채소를 많이 먹고 가공식품과 육류를 멀리한 사람의 장은 장상이 윤기 나는 피부처럼 선홍색에 표면이 매끄럽다고 한다. 이런 장상 차이로 무엇을 예측할 수 있을까?

위점막 표면은 소화 및 흡수율과 관련 있다. 매끄러울수록 흡수가 잘되고 소화효소도 잘 분비된다. 표면이 매끄럽지 않은 것은 점막을 자극하는 음식을 먹다 보니 어떤 이유로 울퉁불퉁하게 바뀐 것이다. 가공식품과 우유, 유제품과 고기, 타닌tannin이 많은 차를 먹는 사람들의 장에서 공통으로 보인다. 가공식품과 동물성 단백질 음식은 소화가 어렵고 위점막에 지속해서 자극을 준다는 뜻이다.

"우유와 유제품이 건강에 좋은 줄 알고 챙겨 먹었는데, 장을 울퉁불퉁하고 못생기게 만든다니 너무 충격적이에요. 아빠도 요거트를 많이 드셔서 문제가 생겼을 수도 있겠네요."

"네. 대장암과 유제품은 상관관계가 있을 수 있다는 연구 결과가 있어요. 아토피나 알레르기가 있는 경우라면 매우 조심해야 합니다. 아토피나 알레르기는 염증과 관련된 질환이에요. 염증이 심한 경우, 우유와 유제품은 알레르기 반응을 일으킬 수 있어 주의가 필요합니다. 특히, 우유에 포함된 주요 단백질 중 하나인 베타락토글로불린

β-lactoglobulin은 알레르기를 일으키고 염증 증상을 악화시키기도 해요. 실제로 많은 상담 사례에서 우유와 유제품을 줄이자 아토피 가려움증이 개선되었지요. 장 면역질환인 크론병과 궤양성 대장염이 있다면 유제품을 매우 조심해야 해요."

희소병인 크론병이 늘어난 이유

크론병Crohn's disease(이 병을 연구한 미국인 연구자 이름에서 유래한 질환명)이나 궤양성 대장염은 자가면역질환이다. 과거에는 크론병이 희귀질환이었다. 1980년대까지만 해도 발병 환자 수가 드물어 국가에서 관리할 정도였지만, 2010년 이후 환자 수가 늘어나면서 일반 질병으로 분류되었다. 크론병을 쉽게 설명하면, 피부에 나타나는 아토피가 몸속 장 점막에 생긴 것이라 할 수 있다. 피부는 눈에 보이고 긁을 수 있지만, 장 점막은 보이지도 않고 긁을 수도 없다. 크론병은 염증성 장 질환Inflammatory bowel disease, IBD의 일종으로 복부 통증, 경련성 복통과 같은 다양한 증상이 나타나고 매우 심한 통증이 오기도 한다.

드물게 보이던 크론병이 왜 이렇게 흔해진 걸까? 일차적인 원인은 가공식품을 쉽게 먹을 수 있고, 또 많이 먹는 식문화가 주범으로 지목된다. 달콤한 음식과 빵, 파스타, 시리얼 등에 들어 있는 글루텐, 다양한 화학첨가물은 장으로 들어가 장 면역체계의 균형을 깨뜨린다.

크론병을 치료할 때 아토피처럼 스테로이드 같은 면역억제제를 사용한다. 내 몸 면역세포가 내 몸을 공격하지 않도록 일시적으로 증상을 완화하는 방법이다. 증상만 완화하는 대증치료이며, 원인을 없애는 근본치료는 아닌 셈이다. 사실 크론병 증상이 나타나기 이전에 이미 장에는 심각한 문제가 생긴 상태다.

"아빠가 예전에 대장 내시경으로 대장용종을 제거했다고 했어요. 결국 그게 커져서 대장암이 된 걸까요?"

"장에 작은 용종이나 혹이 자랄 수 있어요. 지속적으로 장내 환경을 건강하게 유지하지 않으면 양성도 악성이 될 수 있고요. 용종이나 혹에 집착하기보다는 장내 독소를 제거하고 건강하고 깨끗한 환경으로 만드는 것이 중요해요. 특히 암은 하루아침에 생기는 게 아니에요. 몸에서 독소와 이물질을 제거하는 면역 기능이 떨어지기 때문에 생기는 거죠. 장은 배출 기능 외에도 '면역'이라는 매우 중요한 기능을 수행하지요."

장은 면역 대장이다

장에는 몸속 면역세포의 약 70%가 모여 있다. 장을 소장과 대장으로 나눌 수 있고, 소장 내부는 수많은 주름이 있고 부드러운 융모로 덮여 있다. 앞에서 설명했듯이 접혀 있는 주름을 모두 펼치면 60평 아파트 정도의 면적으로 매우 넓다.

소장의 표면적이 이렇게 넓은 이유는 무엇일까? 소화된 음식의 영양소를 온전히 흡수하기 위해서다. 영양소를 잘 흡수해야 생명 활동에 필요한 에너지를 만들 수 있다.

그런데 아주 깨끗하고 해가 없는 영양소만 장속에 들어오는 것이 아니다. 위에서 소화된 음식물은 위산으로 한 번 살균되지만, 여전히 해로운 성분이 남아 있을 수 있기 때문이다. 우리 몸의 면역체계는 이런 유해 성분이 혈액을 통해 온몸으로 흘러 들어가는 것을 막는다. 이 과정에서 일어나는 일을 면역반응이라 한다.

시보SIBO, 소장세균 과증식증

장에서 발생하는 대사질환으로 소장세균 과증식증Small Intestinal Bacterial Overgrowth이 있다. 시보SIBO라고 줄여 부르는데, 최근에 시보 환자 수가 늘어나고 있다. 시보는 정상이라면 대장에 있어야 할 세균이 소장에 침범해 비정상적으로 많이 발생한 상태다.

시보는 다양한 소화기 증상을 보인다. 가스가 차고 배가 팽팽해지는 복부팽만과 묽은 변이나 기름진 변이 나오는 설사, 복통 등의 증상이다. 소장은 흡수하는 장기인데, 시보가 생기면 영양소가 잘 흡수되지 않는다. 비타민 B_{12}, 철분, 칼슘 등이 부족해져 빈혈이나 피로감이 생기고 체중이 줄어들기도 한다.

주로 크론병이나 과민성 장증후군, 만성 췌장염 등 다른 소화기 질환이 있을 때 시보가 생긴다. 당뇨나 특정 약물로 장운동이 약해져 세균이 대장으로 이동하지 못하고 소장에 머물러 증식하기 때문이다. 때론 장 유착이나 협착, 회장루回腸瘻(인공 대변 배출구) 같은 구조적인 문제로 일어나기도 한다.

치료하기 위해 세균 증식을 억제하는 항생제를 사용하고, 소장을 자극하지 않도록 가스가 차지 않는 저포드맵 식단(특정 발효성 탄수화물을 금지한 식단)을 주로 처방한다. 시보는 특정 약물에 의지하기보다는 장내 환경이 건강해지는 식습관을 유지하는 것이 매우 중요하다. 유익한 장내 미생물이 잘 증식할 수 있도록 장내 미생물의 먹이와 식이섬유가 풍부한 식사를 해야 한다. 피부장벽이 중요한 것처럼 소장 점막이 튼튼해지도록 점막세포의 재생을 돕는 식사도 중요하다. 또한 스트레스는 곧바로 장 건강에 영향을 미치니 스트레스도 잘 관리해야 한다.

질병의 씨앗을 뿌리는 장누수증후군

"아토피 같은 게 장 점막에도 생길 수 있다니, 크론병은 상당히 무섭군요. 이 병에 걸리기 전에 우리 몸에서 보내는 이상 신호 같은 건 없나요?"

"물론 있어요. 속이 불편하다거나 쉽게 피곤해지거나 배가 자주 아픈 증상 등이 이미 있었을 거예요. 그런데 이런 정도는 우리가 그냥 넘기기 쉬운 증상들이라는 게 문제랍니다. 크론병을 비롯한 많은 장 관련 질환은 장누수증후군과 관련 있어요. 그러니 장벽을 튼튼하게 만들고 장내 미생물들을 잘 돌보아 장누수증후군을 예방하는 것이 최선입니다."

장누수증후군은 각종 질병의 원인이다

소장 점막에 틈이 생겨 새는 증상을 장누수증후군leaky gut

syndrome이라고 한다. 미세한 구멍이 있는 소장 점막으로 영양소나 수분은 통과할 수 있지만 크기가 큰 단백질이나 세균 바이러스는 통과하지 못한다. 그런데 구멍이 커져 큰 분자들이 소장 점막 밖으로 흘러나가는 현상이 일어나는 것이다.

장내 미생물 균형이 깨진 상태를 디스바이오시스dysbiosis라고 한다. 이 상태가 되면 장누수증후군이 더 심해지고 세균 독소까지 혈액으로 흘러 들어가 여러 질병의 원인이 된다. 디스바이오시스와 관련된 증상은 복통, 위경련, 복부팽만, 피로, 집중력 저하, 브레인 포그, 감정 불균형과 여드름, 입냄새 등 매우 다양하다.

장 내부에선 이물질을 해결하기 위해 열심히 일하는 세포가 많다. 장 점막에는 항체 생성과 연관된 B세포와 T세포, 세균이나 손상된 세포를 처리하는 대식세포가 있다. 이들 세포가 일하는 과정에서 장에 염증이 생기고 궤양과 혹이 생길 수 있다. 궤양과 혹은 시간이 지나면서 크론병이나 궤양성 대장염, 대장용종과 암으로 발전할 수 있다. 결국 몸에 불필요한 독소 물질 때문에 다양한 장내 질환이 생긴다.

이물질 때문에 장에 문제가 생기면 다양하고 고통스러운 여러 증상이 나타난다. 우선 변비나 설사, 과민성장증후군이 생긴다. 이물질은 뇌에도 흘러 들어가 불안, 짜증, 의욕 저하, 집중력 저하, 우울증, 수면장애, 과잉 행동장애를 일으킬 수 있다. 감기가 잦고 천식, 비염 같은 면역계 질환도 생긴다. 피부 알레르기, 부종,

아토피, 습진, 건선, 여드름도 장누수증후군 때문일 수 있다. 류마티스관절염이나 섬유 근막통증, 다낭성 난소증후군 같은 호르몬 질환도 장 질환과 무관하지 않다. 또 초기에는 별로 고통스럽지 않지만, 비타민이나 미네랄 흡수를 막아 영양 결핍이 올 수 있다.

장누수증후군은 왜 생길까?

좋지 않은 음식을 자주 먹고, 지나치게 많은 화학첨가물과 약물 등이 몸속에 들어가는 것이 원인이다. 과거와 비교해 우리는 가공식품이나 화학첨가물을 많이 섭취하는 편이다. 오늘날의 보편적인 식습관이 장을 혹사하고 있다. 간편하게 구할 수 있는 즉석 요리제품으로 매 끼니를 해결하는 사람들이 늘어나고 있으며, 편의점을 자주 찾는 청소년의 크론병이 급격히 늘어나는 이유도 이런 식습관과 무관하지 않을 것이다.

크론병 치료를 위해 장내 미생물을 이식하는 대변 이식술이 등장했다. 2012년 의학 교과서에 치료법으로 올랐고, 미국과 유럽, 우리나라에서도 대변 이식술을 하고 있다. 대변 이식술은 특히 장기간 항생제 치료를 받은 환자들에게 흔히 발생하는 클로스트리듐 디피실 감염증Clostridium difficile infection, CDI의 중요한 치료 방법이다.

대변 이식술은 더 다양한 질병에 적용하기 위해 확대되고 있다. 이에 따라 대변을 기증받아 보관하는 대변 은행도 증가하는 추세다. 우리는 다른 사람의 똥이 치료제가 되는 시대를 살고 있다.

장누수증후군이 일으키는 질병은 무엇일까?

장누수증후군은 장 내벽이 손상되어 장내 물질이 혈류로 유입되는 상태를 말한다. 좋은 물질이 들어가면 문제가 없지만, 덜 소화된 음식물 찌꺼기와 독소, 미생물과 바이러스 등이 들어가 다양한 염증성 질환과 대사질환을 일으킨다.

염증성 장 질환인 크론병과 궤양성 대장염, 자가면역질환인 류마티스관절염과 갑상선 자가면역질환(하시모토증), 루푸스, 피부질환인 아토피, 여드름, 건선, 음식 알레르기 등을 일으키고, 만성피로와 에너지 저하, 대사증후군이 일어난다.

비만, 고혈압, 당뇨, 고지혈증 등의 대사증후군도 장누수증후군 때문에 쉽게 증상이 해결되지 않는 경우가 많다. 주의력 결핍 과잉 행동장애ADHD, 우울증, 불안감 같은 정신적 증상도 나타난다. 과민성 대장 증후군이나 복부 팽만감, 소화불량 같은 직접적인 소화기 건강 상태와도 큰 관련이 있다.

장누수증후군의 원인은 디스바이오시스(장내 미생물 불균형)와 비슷하다. 정제 탄수화물과 가공식품, 글루텐 등과 비스테로이드성 항염증제NSAIDs, 항생제 등의 약물과 만성적인 스트레스로 생길 수 있다.

디스바이오시스 상태에서는 장점막을 강화하고 장내 미생물의 먹이가 되는 과일류와 채소류, 즉 바나나, 망고, 살구, 단호박, 브로콜리, 양배추 등을 자주 섭취하는 것이 매우 중요하다. 그뿐만 아니라 일상생활에서 스트레스를 덜 받도록 노력하고, 항생제나 약물 복용을 줄여나가는 건강 계획을 세우는 것도 꼭 필요하다.

우리는 장내 미생물과 함께 산다

"장 문제로 생기는 질병이 심각하네요. 남의 똥을 자기 몸에 이식하는 치료라니요! 그런 방법으로라도 상황이 절박한 환자들을 치료할 수 있으니 다행인 건가요? 다른 방법은 없을까요? 평소에 장을 건강하게 하는 방법을 알려주세요. 유산균만으로는 충분하지 않겠지요?"

"장에 유산균이 필요한 건 맞아요. 하지만 유산균만 필요한 게 아니에요. 장에 꼭 필요한 영양소가 있어요. 이 영양소를 많은 사람이 놓치고 있지요. 이 영양성분이 담긴 음식을 먹으면 유산균을 평생 챙겨 먹지 않아도 돼요. 이 영양성분은 무엇일까요?"

우리 몸에는 장내 미생물 38조 개가 산다

사람 몸은 약 37조 개의 세포로 이루어져 있고, 장에는 세포

수보다 조금 많은 38조 개의 미생물이 산다. 한 사람의 장속에 사는 미생물 종류는 500종이 넘고 무게는 약 2kg이다.

장내 미생물은 약 6만 가지의 섬유질을 분해하는 효소가 있다고 알려졌으며, 소화되지 못한 음식물을 쪼개 에너지를 만들고 다양한 영양소를 합성한다. 지구 상에서 먹을 수 있는 식물이 약 30만 가지 정도인 것을 고려하면, 식물 상당수를 분해할 수 있는 것이다. 독소나 약물을 해독하고 면역체계를 강화하기도 한다.

장내 미생물 중에는 유익한 미생물도 있고, 비만이나 염증을 유발하는 나쁜 미생물도 있다. 발효 결과물로 유산lactic acid(젖산)을 생산하는 유산균은 유익한 장내 미생물이다.

"장내 미생물은 주로 어떤 활동을 하나요?"

"장내 미생물은 기본적으로 우리가 먹은 음식을 대사하여 우리에게 필요한 물질을 만들어내요. 사람에게 필요한 신진대사의 50%는 장내 미생물이 담당하지요. 우리가 먹은 음식을 우리 몸의 소화효소로는 100% 소화하지 못해요. 소화하지 못한 음식을 장내 미생물이 소화해 영양소로 만드는 거죠. 예를 들면 비타민 B_1, B_7, B_{12} 등은 장내 미생물이 만들어요.

그뿐만이 아니에요. 특정 호르몬을 생성하거나 조절하는 등 호르몬과 관련한 신진대사의 50%는 장내 미생물이 활성화해요. 사람은 장내 미생물 없이는 살아갈 수 없어요.

장내 미생물은 면역력에도 영향을 미쳐요. 면역력이 떨어지면 정상세포가 암세포로 바뀌기도 하죠. 기형아 출산을 예방하기 위해 일반적으로 엽산 섭취를 권장하는데, 이렇게 중요한 엽산은 락토바실루스라는 장내 미생물이 체내에서 일부를 합성하지요."

장내 미생물이 하는 일

건강에 도움을 주는 미생물을 프로바이오틱스probiotics라고도 하는데, 이 미생물이 늘어나면 해로운 미생물이 상대적으로 줄어든다. 장내 미생물의 먹이는 프리바이오틱스prebiotics, 유익균이 생성한 화합물은 포스트바이오틱스postbiotics라고 한다. 프리바이오틱스를 날마다 먹으면 유익한 미생물이 몸에서 계속 생성된다.

프리바이오틱스는 식물에 많이 포함되어 있다. 견과류의 불포화지방산, 치커리 뿌리와 양파, 마늘 등 식이섬유가 풍부한 음식물을 통해 섭취할 수 있다. 사과 한 알에 약 1억 개의 미생물이 살고 있을 정도로 모든 식물은 미생물과 공생한다. 양배추를 먹어도 엄청난 미생물을 함께 먹는 셈이다.

미생물과 미생물의 먹이를 먹으면 소화기가 튼튼해지고 면역력이 올라간다. 식후 혈당이 조절되고 인슐린 민감도가 살아난다. 식욕 촉진 호르몬과 억제 호르몬의 균형이 잡혀 체중조절에도 좋다. 설사나 변비, 복부팽만, 과민성 장 증후군이나 염증성 장 질환이 있다면, 그동안 채소나 과일보다는 가공식품과 고기, 우유와 유제품을 더 많이 먹어온 것은 아닌지 확인해볼 필요가 있다.

건강을 지키는 일은 그리 어렵지 않다. 이제라도 자연의 미생물이 풍부한 과일과 채소, 씨앗류와 통곡식을 먹는다면 소화기뿐만 아니라 전반적인 몸 건강이 매우 좋아질 수 있다.

세 가지 장내 미생물

장내 미생물은 어떤 종류의 세균이 많이 살고 있느냐에 따라 박테로이데스bacteroides, 프레보텔라prevotella, 루미노코쿠스ruminococcus 세 유형으로 나눈다. 이는 인종이나 혈액형과 무관하며, 주로 식습관에 따라 결정된다. 유럽 분자생물학연구소European Molecular Biology Laboratory의 피어 보르크Peer Bork 박사는 이 장내 미생물 유형entorotype이 사람의 건강 상태를 구별하는 중요한 요소라고 주장한다.

박테로이데스 유형은 고기나 지방 위주의 동물성 단백질을 많이 먹는 사람에게서 발견된다. 이 장내 미생물은 대사에 중요한 역할을 하는 비오틴biotin, 즉 비타민 B_7을 만드는 효소를 생산한다.

프레보텔라 유형은 채식하는 사람의 장에서 많이 발견된다. 장 점액을 분비하는 단백질인 뮤신mucin과 비타민 B_1을 많이 만든다.

루미노코쿠스 유형은 비만세균으로 악명 높은 장내 미생물군이다. 안타깝게도 물만 먹어도 살찐다는 사람들에게서 많이 발견된다. 식이섬유가 적은 고지방 식단을 좋아하는 사람의 장에서 많이 증가하는 것으로 알려졌다. 이 미생물군이 많아지면 세포가 당분을 흡수해 지방으로 저장한다.

각 미생물 군집 유형이 엄격히 분리되어 존재하는 것은 아니다. 특정 군집이 우세하더라도 다른 군집들이 함께 섞여 있는 형태로 나타날 수 있다.

장내 미생물이 좋아하는 음식

장내 미생물이 다양한, 건강한 장 환경을 위해 '미국인 위장관 프로젝트American Gut Project'와 '지구 미생물 총유전자 프로젝트Earth Microbiome Project'를 공동 창안한 미국의 롭 나이트Rob Knight 마이크로바이옴혁신센터The Center for Microbiome Innovation 소장은 일주일에 30가지 정도의 다양한 식물을 먹으라고 권한다.

그는 식물마다 고유한 미생물과 공생하므로 다양한 식물을 섭취할수록 좋다고 주장한다. 양배추는 양배추를 만들어낸 미생물을, 사과는 사과를 만들어낸 미생물을 수백 종에서 수천 종 보유하고 있다. 따라서 매주 30가지 정도의 다양한 식물을 먹으면 수백만 종의 미생물을 받아들이게 된다는 것이다.

식물 위주의 식사가 암과 당뇨병, 심혈관질환과 뇌졸중, 알츠하이머 등의 다양한 만성질환을 예방한다는 것은 이미 널리 알려져 있다. 영국 의학지 『랜싯』은 섬유질이 대장암과 유방암, 식도암을 예방한다고 발표했다. 옥스퍼드대에서도 성인 6만 5,000명을 관찰한 결과, 식물성 식단이 암 발병률을 낮춰준다는 연구 결과를 발표했다.

만약 우리 몸에 균이 없다면 어떻게 될까?

실험실에서는 균이 없는 생물인 무균 쥐를 만들어 연구하기도 한다. 무균 쥐는 무균 상태에서 제왕절개로 태어나 멸균된 먹이를 먹고 자란다. 그런데 무균 쥐는 특이하게 행동한다. 보통 쥐보다 과잉 행동을 하고 아주 많이 먹는다. 맹장도 아주 크고 소화 시간이 길다. 장 상태를 보면 혈관은 적고 융모도 매우 빈약하다.

무균 쥐는 거의 해롭지 않은 세균에 감염되어도 죽을 수 있다. 질병이 있는 쥐의 장내 미생물 혼합액을 주입하면 금방 문제가 생긴다. 제2형 당뇨병에 걸린 쥐의 미생물 혼합액을 주입하면 당 대사에 문제가 생긴다. 비만세균을 주입하면 무균 쥐는 쉽게 비만이 된다.

디스바이오시스란?

디스바이오시스Dysbiosis는 장내 미생물의 불균형을 뜻한다. 장속 환경은 유익균과 유해균이 균형을 이룰 때 건강하다. 100을 기준으로 유익균 85 : 유해균 15 정도일 때 질병이 없는 몸이 될 수 있다.

많은 현대인은 유익균 수는 적고 유해균 수가 많아 이 비율이 깨져 있다. 이 상태를 디스바이오시스라고 하며, 이 상태에서는 다양한 질환이 생긴다.

체내에선 복통, 위경련, 가스와 복부 팽만감, 설사, 변비, 구역질, 식품 알레르기와 식품 민감성 증가, 속쓰림과 역류 같은 소화기 증상이, 외부적으로는 체중증가, 피로, 브레인 포그, 집중력 저하, 불안 심리, 감정 불균형, 관절통과 근육통, 입냄새, 코막힘과 숨 가쁜 증상이 나타난다.

디스바이오시스와 관련한 면역질환도 있다. 제1형 당뇨, 셀리악병, 다발성 경화증, 천식, 음식 알레르기, 습진, 호산구성 식도염, 만성피로 증후군, 류마티스관절염, 궤양성 대장염, 크론병, 강직성척추염, 자가면역성 간염, 원발성 담즙성 담관염, 베체트병, 섬유근육통 등이다.

디스바이오시스의 원인은 다양하지만, 항생제 사용이나 정제 탄수화물 식품과 가공식품 섭취, 과일 채소 섭취 부족과 스트레스 등을 주요 원인으로 본다. 평소 건강한 사람도 계속 스트레스를 받으며 가공식품이나 배달 음식을 자주 먹으면 디스바이오시스 상태가 될 수 있다. 반대로 좋은 음식을 먹으면 몇 주에서 몇 개월 만에도 건강한 장내 환경을 회복할 수 있다.

장내 미생물은 우리에게 영양소를 제공한다

"사람 혼자 살아가는 게 아니었네요. 미생물 없이는 생명을 이어가지도 못하고요. 자연과 함께 살아야 한다는 말이 더 와닿아요. 우리 눈에는 보이지도 않는 미생물이 내 건강을 지켜주고 있다니, 한편으로는 황당하고 또 고맙고 그러네요."

"맞아요. 미생물 없이 인간은 살아갈 수 없어요. 무균이 절대 좋은 게 아닌 거죠. 특히 장내 미생물이 우리에게 제공하는 각종 비타민, 호르몬 등 다양한 혜택을 알게 되면 더욱 소중한 존재로 느껴져요."

"장내 미생물이 비타민과 호르몬도 만들어낸다고요?"

"네. 장내 미생물은 아주 중요한 영양성분도 만들어내요. 비타민 K, 비타민 B_1, 비타민 B_7, 비타민 B_{12}를 만들죠. 이런 영양소가 얼마나 중요한지 자세히 말씀드릴게요."

장내 미생물은 스스로 대사해 중요한 영양소를 만든다

탄수화물 대사에 필수 역할을 하는 비타민 B_1의 다른 이름은 티아민thiamine이다. 비타민 B_1은 신경계 기능을 건강하게 유지하는 데도 필수인 영양소다. 부족하면 탄수화물 음식을 먹어도 에너지로 전환되지 않고 피로감은 올라가고 근육은 약해진다. 어린 아이라면 뇌 신경 발달과 정서, 학습력에 문제가 생긴다.

비타민 B_7은 비오틴biotin이라고 하며, 비타민 B복합체와 함께 일하며 신진대사에 관여한다. 특히 탄수화물과 단백질, 지방 대사에 매우 중요한 역할을 한다. 비오틴이 결핍되면 머리카락이 푸석푸석하고 손톱이 잘 부러지기 쉽고 피부발진이나 탈모가 생긴다. 정신적으로는 피로감과 우울증 증상이 나타날 수 있다. 만약 어떤 이유로 항생제를 먹은 후 이런 증상이 나타난다면 장내 미생물이 파괴되어 신진대사가 불균형한 것이다. 비오틴이 많이 들어 있는 음식은 달걀노른자, 견과류, 씨앗류, 브로콜리, 시금치 등이다.

비타민 B_{12}는 코발라민cobalamin이라는 수용성 비타민이다. 신진대사에서 특히 신경계 건강과 적혈구 형성에 관여하는 영양소다. 세포 기능에서도 DNA 합성과 에너지 대사에 필수영양소다.

고기를 꼭 먹어야 한다고 주장하는 사람들이 그 근거로 드는 이유 중 하나가 채식으로는 비타민 B_{12}를 충분히 섭취할 수 없다는 것이다. 물론 코발라민은 주로 고기, 생선, 계란, 유제품 같은 동물성 식품에 있어 육식이 필요하다는 근거가 된다. 하지만 채식으로도 공급받을 수 있는데, 장내 미생물에 의해서다. 코발라민이 부족하면 신경계 손상이나 기억력 감퇴, 피로, 빈혈 등이 생긴다.

"이런 중요한 비타민들을 장내 미생물이 만들어낸다니 신기하네요. 또 어떤 것들을 만드나요?"

"맞아요. 알고 보면 참 신기한 일입니다. 장내 미생물은 사람에게 아주 중요한 신경전달물질과 호르몬도 만들어요."

장내 미생물은 신경전달물질을 만든다

장내 미생물 각각은 작은 공장이라고 할 수 있다. 그동안 신경전달물질들이 주로 뇌에서만 만들어진다고 알려졌으나, 최근 연구에 따르면 장이 뇌보다 더 많은 신경전달물질을 생성하는 것으로 밝혀졌다.

장에서는 인지력과 관련된 30가지 신경전달물질을 합성한다. 가바GABA는 신경계를 안정시키는 신경전달물질이다. 가바가 잘 분비되면 스트레스가 줄고 좋은 감정 상태를 유지할 수 있다. 아세틸콜린acetylcholine은 기억력과 학습력, 근육 수축에 중요한 역할을 한다. 장내 미생물은 아세틸콜린 생산을 돕는다.

장내 미생물은 호르몬도 만든다. 장내 미생물이 만든 타이로신과 트립토판 같은 아미노산은 도파민과 세로토닌의 원료가 된다. 도파민과 세로토닌은 행복 호르몬이다. 세로토닌의 무려 95%가 장에서 만들어진다. 세로토닌은 감정과 인지능력, 업무능력을 최고 상태로 유지하는 안정적인 행복 호르몬이다. 안정적인 느낌뿐만 아니라 소화 활동에도 영향을 끼친다.

세로토닌이 결핍되면 일상생활에서 지나치게 무기력해지는 우울증이 온다. 우울증을 겪는 사람은 대부분 장 건강이 나쁘다. 오래된 악성 변비가 있거나 크론병으로 설사와 복통을 호소한다. 장 건강 상태가 심리 상태에까지 두루두루 영향을 미친다는 증거가 이제는 너무 많다.

뇌에서 분비된다고 알려진 도파민도 약 50%는 장에서 생성된다. 호르몬과 관련된 뇌 질환이 더는 뇌 문제만은 아니다. 도파민은 보상과 동기부여, 성취감과 쾌감을 느끼게 하는 중요한 호르몬이다. 도파민이 과잉 분비된 상태가 조현병이고 부족한 상태는 파킨슨이다.

장은 호르몬 조절 기능도 한다. 에스트로겐 분비를 최적화하여 뼈를 튼튼하게 하고, 콜레스테롤 수치를 조절하며, 여성의 난소와 자궁 건강에 중요한 역할을 한다. 에스트로겐이 과다하면 자궁내막증이나 유방암이 발생할 수 있으며, 반대로 부족하면 다낭성 난소 증후군, 생리불순, 여드름 같은 문제가 생기기도 하며 피부 건강에도 영향을 미친다. 장은 남성호르몬을 총칭하는 안드로겐을 활성화하여 테스토스테론 분비와 정자의 활동성을 증대시킨다.

장내 미생물이 만든 건강식품, 단쇄지방산

장내 미생물은 건강식품도 만든다. 장 건강 회복에 큰 도움을 주는 단쇄지방산SCFAs(탄소 수가 6개 이하인 작은 지방산)을 합성하는 것이다. 단쇄지방산은 장운동을 촉진하고 장누수증후군을 치료하며 유익한 장내 미생물을 늘려 장내 미생물 불균형을 조절한다. 결과적으로 장내 면역력을 향상하는 역할을 한다.

단쇄지방산은 대장 상피세포의 영양소가 되어 면역세포의 성장과 분화에도 영향을 미친다. 크론병과 궤양성 대장염 같은 염증성 장 질환, 천식과 알레르기를 완화한다. 그 외에도 당뇨와 지방간, 비만 같은 대사질환에도 영향을 미친다. 단쇄지방산은 아밀로이드amyloid(세포나 조직에 쌓여 장기 기능 이상이나 심하게는 사망에 이르게 하는 단백질) 생성을 막아 알츠하이머와 치매 같은 뇌 질환을 예방하고 파킨슨과 뇌졸중에도 영향을 미친다.

이 외에도 단쇄지방산은 위암, 식도암, 췌장암, 대장암 같은 소화기암에도 긍정적인 영향을 미치는 것으로 알려졌다. 소화기암으로 고통받는 사람은 대부분 장내 미생물이 불균형한 상태인데, 단쇄지방산이 장내 미생물 균형을 맞추기 때문이다. 특히 단쇄지방산의 한 종류인 부티르산butyric acid은 암세포 증식에 관여하는 효소를 억제해 암세포가 스스로 죽을 수 있도록 도와준다.

이와 같은 단쇄지방산 형성에 좋은 영향을 미치는 음식은 보리, 통귀리 같은 통곡식과 아마씨, 해바라기씨 같은 씨앗류, 감자와 해조류 등이다.

나도 모르게 몸에 쌓인 항생제, 섞이면 더 위험하다

항생제는 세균에 감염되었을 때 우리 몸을 지키는 중요한 역할을 하지만, 남용과 과잉 사용으로 인한 위험성 역시 매우 크다. 여러 항생제를 동시에 사용할 때 일어나는 '칵테일 효과cocktail effect'도 매우 조심해야 한다.

항생제는 문제가 되는 병원성 세균만 파괴하는 것이 아니라 건강한 장내 미생물도 함께 파괴한다. 장내 미생물 불균형으로 인한 디스바이오시스와 염증과 면역력 저하, 뇌 질환 등 다양한 질병을 일으킬 수 있다.

장기간 항생제를 사용하면 비만과 당뇨, 천식과 알레르기가 나타난다는 연구 결과도 있다. 특히 항생제는 내성이 있다. 세균이 항생제에 적응해 오히려 더욱 강력한 슈퍼 세균으로 발전하는 것이다. 햄버거병으로 유명한 병원성 대장균 O157:H7은 항생제 내성으로 성장한 대장균으로 신장 세포를 빠르게 파괴해 사망에까지 이르게 한다.

앞서 간단히 언급했지만, 항생제 내성에 대응해 새롭게 생긴 수술기법이 대변 이식이다. 오랫동안 항생제를 맞아온 환자들의 경우, 클로스트리듐 디피실clostridium difficile 세균에 항생제 내성이 생겨 이에 감염되어 사망하기도 한다. 해결책은 또 다른 항생제가 아니라 건강한 사람의 대변을 이식하는 것이다.

오랜 항생제 사용은 심리적으로도 불안과 우울증을 증가시키고 치매와 알츠하이머 같은 뇌 질환 가능성도 커진다.

항생제를 두 가지 이상 사용하거나 다른 약물과 병용할 때 심각한 문제가

◦◇◦◇◦◇◦◇◦◇◦◇

생기기도 한다.

항생제 반코마이신vancomycin(페니실린 내성균이나 클로스트리듐 디피실에 의한 위막성 대장염의 치료에 사용)과 겐타마이신gentamycin 조합은 심각한 감염에 사용하는데, 동시 사용 시 신장 손상 위험이 커질 수 있다. 겐타마이신은 귀에 독성을 유발하는 대표적인 약물로 병용 시 청력을 손상시킬 수 있다.

마크롤라이드 계열의 항생제인 아지트로마이신azithromycin과 다른 마크롤라이드(에리트로마이신erythromycin 등) 항생제 조합은 심장 부정맥 위험을 증가시킨다. 이 계열의 항생제는 간 기능에 영향을 주고 간을 손상시킬 위험이 있다.

항생제 병용은 철저한 모니터링과 주의가 필요하며 또 다른 약물과의 병용도 매우 신중해야 한다. 항생제와 약물의 병용으로 인한 심각한 부작용 사례도 있었다. 미국에서 폐렴 치료를 위해 페니실린과 아세트아미노펜을 병용했다가 불과 1주일 만에 간 괴사가 일어나 간이식을 받아야 했던 사례도 있다.

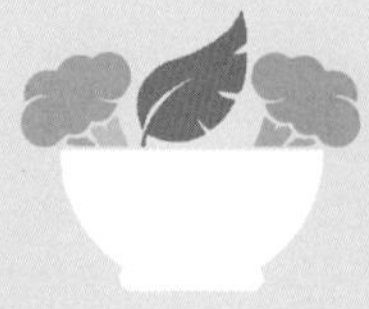

장이 행복한 장수마을 식사법

"할머니가 잠시 요양원에 계셨는데 불편해하셔서 다시 모시고 왔어요. 식사나 여러 가지가 잘 맞지 않았던 모양이에요. 집에 와서도 여기저기 편찮으셨는데, 사람이 나이 들면 병들고 아플 수밖에 없겠죠?"

"나이 든다고 해서 모든 사람이 다 아프고 병에 걸리는 것은 아니에요. 신체 기능이 약해지긴 하지만 어떻게 관리하느냐에 따라 몸 상태는 달라요. 스콧 니어링은 100세까지 건강하게 지냈죠. 100세 이상 무병장수하는 사람들이 많은 지역이 있어요. 블루존이라는 곳이에요."

무병장수의 꿈 블루존

내셔널 지오그래픽 연구원 댄 뷰트너Dan Buttner는 세계 장수마을을 '블루존'이라고 불렀다. 블루존엔 만성질환이 없는 100세 이상의 노인이 많다. 암이나 심혈관질환, 고혈압, 당뇨가 없어서 그곳 의사들은 별로 바쁘지 않다고 한다. 블루존 식단의 중심은 식물이다. 땅과 바다에서 나는 식물이 식단의 90% 이상을 차지한다.

블루존 중 하나인 오키나와에 사는 사람들은 주로 다섯 종류의 식물을 먹는다. 자색고구마와 과일 시쿠와사(감귤류), 채소 고야(여주), 해조류 우미부도(바다포도)와 갈조류 모즈쿠와 콩이다. 이 식물들의 공통 성분은 식이섬유다.

식이섬유는 물에 녹는 수용성과 물에 녹지 않는 불용성, 두 종류가 있다. 수용성 식이섬유는 물에 녹기 때문에 콜레스테롤을 흡착하고 대변의 고형 상태를 결정한다. 너무 딱딱하지도 너무 무르지도 않게 적당하게 만들어준다. 또 혈당을 적당하게 조절해준다. 수용성 식이섬유가 많은 음식을 먹다 보면 혈당, 콜레스테롤, 변비로 인한 문제가 사라진다. 독소도 쌓이지 않기 때문에 면역력이 올라간다.

수용성 식이섬유가 많은 음식은 과일과 해조류다. 과일의 식이섬유 펙틴pectin은 사과, 딸기, 감귤류 등 과일 대부분에 풍부하다. 해조류에 있는 식이섬유는 알긴산alginic acid으로, 다시마와 미역의 끈적끈적한 성분이다. 그 외에 버섯류의 베타글루칸 β-glucans, 돼지감자와 우엉의 이눌린inulin이 있다.

오키나와 사람들이 과일과 해조류를 많이 먹는 식습관에서 장수 비결을 찾을 수 있다. 장수마을 대부분이 섬이라는 사실은 우연이 아니다. 해조류가 그만큼 건강에 중요하다는 증거다. 제주도 해녀도 고혈압이나 당뇨, 암 같은 만성질환이 거의 없으며, 제주도에서는 과일과 해조류가 일상 식단에서 빠지지 않는다.

이처럼 과일과 해조류를 늘 먹는 습관은 장의 상태를 최적화해준다. 장을 튼튼하게 유지하여 병이 없고, 오래 사는 삶으로 이끄는 것이다. 과일과 해조류는 나이 든 사람만 먹어야 하는 음식이 아니다. 남녀노소 모두 항상 챙겨 먹어야 하는 음식이다. 하루 한 접시씩, 과일 500g, 해조류와 채소류 200g을 먹는 습관이 장을 살린다.

장 건강 식사법으로 노년에도 활기차게!

고령자 중에 갑자기 건강이 나빠지는 분들이 있다. 고령자들은 대개 치아가 약해 씹는 기능이 약하고 위장과 간, 췌장도 덩달아 약해져 소화효소 분비와 소화력이 떨어지면서 눈에 띄게 허약해지기도 한다. 그러니 몸 상태에 맞게 소식하는 것이 좋으며, 치아와 소화력을 생각해 부드러운 음식을 섭취하는 게 좋다.

노년을 집보다 요양원에서 보내는 사람들이 늘고 있는데, 그곳에서 지낼 때 가장 중요하게 챙겨야 하는 것이 장 건강이다. 항생제나 다양한 약물을 복용하기 때문에 장내 미생물 불균형이 심각한 경우가 많다. 다양한 원인으로 쉽게 변비가 오기도 한다. 좋은 식이섬유를 섭취하는 장 건강 식사가 꼭 필요하다. 소식과 적절한 장 건강 식사법을 병행하면 노년 건강도 편안하게 지켜나갈 수 있다.

노인 장 건강을 위한 57가지 식사법

첫 번째 식사법: 부드러운 과일 식사

딱딱한 과일은 먹기 어려우니 바나나, 망고, 파인애플, 복숭아 같은 부드러운 과일을 잘게 썰거나 갈아서 먹으면 좋다. 사과도 갈아서 천천히 먹는다. 과일을 갈아 먹을 때 급하게 먹으면 혈당이 빠르게 상승하니 아주 천천히 먹는 게 중요하다. 당뇨 환자는 다음의 과일채소 스무디를 추천한다.

두 번째: 과일채소 스무디

당분이 희석되도록 과일을 부드러운 채소와 함께 갈아서 먹는 방법이다. 사과와 양배추를 섞으면 당도가 떨어진다. 소화기가 약한 사람은 양배추를 익혀서 갈아 먹는 것이 좋다. 바나나와 양배추도 잘 맞는다. 과일과 채소와 물을 같은 비율로 섞어서 갈면, 당도를 더 낮출 수 있다. 과일과 채소를 조합할 때 기호에 맞게 바꿔도 좋다.

세 번째: 단호박과 견과류를 활용한 찜 요리

쌀밥도 소화하기 어렵다며 흰죽을 먹는 사람이 많은데, 흰죽은 혈당이 상승할 수 있고 식이섬유가 부족하다. 식이섬유가 풍부한 단호박을 쪄서 부드럽게 으깨면 소화가 잘되고 장 건강에 좋다. 여기에 견과류를 곱게 갈아서 뿌려주면 불포화지방산과 단백질도 쉽게 섭취할 수 있다. 불포화지방산은 두뇌 건강과 혈관 건강에 필요한 성분이니, 아마씨오일이나 올리브오일을 곁들이는 것도 좋다.

네 번째: 들기름이나 올리브오일을 활용한 채소볶음

생채소는 단단해서 소화하기 어려우니 익혀 먹는 것이 좋다. 채소의 다양한 영양소와 함께 혈관과 염증에 좋은 불포화지방산을 많이 먹을 수 있다.

참고로 들기름이나 코코넛오일은 오일 풀링oil pooling(오일로 입안 헹구기) 하기에도 좋다. 천연항생제 성분이 풍부해 구강 내 나쁜 세균을 없애고 좋은 세균을 늘려준다. 노년기에 좋은 구강 건강법이다.

다섯 번째: 건강한 보조 식품을 활용

다양한 생채소를 구하기 어렵다면 채소 분말을 이용한다. 시중에 유기농 채소를 동결건조하여 분말로 만든 제품들이 있다. 두유나 물에 채소 분말을 녹여 하루 한 잔 마시면 녹즙 여러 잔을 마신 효과가 있다. 건조한 채소 분말은 간편하니 채소를 먹기 어렵다면 꼭 활용하길 권한다.

유익한 장내 미생물을 늘려주는 음식

다음 표는 장내 미생물이 좋아하는 먹이가 되는 음식으로, 미생물의 성장을 돕고 건강한 장내 환경을 만들어준다. 장누수증후군이나 디스바이오시스가 있다면 매일 꼭 챙겨 먹는 것이 좋다.

종류	함유 음식
프럭토 올리고당	바나나, 포도, 블루베리, 양파, 마늘, 양배추, 옥수수, 아스파라거스, 치커리 뿌리
이눌린	우엉, 돼지감자, 치커리, 양파, 마늘, 바나나
베타글루칸	귀리, 보리, 버섯
펙틴	사과, 딸기, 포도, 자몽, 블루베리, 크랜베리, 오렌지, 귤
셀룰로스	채소, 통곡물
리그닌	씨앗, 브로콜리, 아마씨, 통곡물
알긴산	미역, 다시마, 곰피, 해초류

장 질환을 예방하는 생활 습관

장은 제2의 뇌로 뇌와 상관없이 독자적으로 움직인다. 또 장뇌축의 발견으로 자폐스펙트럼장애, 파킨슨과 치매 등 뇌 건강과의 연관성이 밝혀지면서 장 건강이 삶에 끼치는 영향이 지대함을 알 수 있다. 장 건강은 뇌 건강처럼 섬세하게 관리해야 한다. 특히 신경 써야 할 부분은 항생제 남용이다. 항생제를 사용하면 장내 미생물을 빠르게 파괴하여 뇌와 전신 건강에 영향을 미치기 때문이다.

장의 중요한 특징은 우리가 먹은 음식의 영양분을 흡수하는 것이다. 좋은 성분도 흡수하지만 나쁜 성분도 함께 받아들이게 되니 주의가 필요하다. 이처럼 장점막은 다양한 음식과 수많은 성분을 마주하기 때문에 무엇보다 튼튼해야 한다. 집의 현관 잠금장치가 쉽게 열리면 도둑이 들어오기 쉬운 것처럼, 장누수증후군이 생겨 장벽이 약하면 온갖 나쁜 성분들이 들어온다. 튼튼한 장벽과 장점막을 만들려면 독소가 없고 식이섬유가 풍부한 음식을 먹는 것이 좋다.

장 질환 예방 생활 습관 1_ 항생제 사용을 최소화하고 불가피할 경우 반드시 대처한다

항생제는 확실한 세균 감염 시에만 먹는 것이 좋다. 가벼운 감기라면 항생제는 피하는 것이 좋다. 부득이하게 항생제를 먹어야 한다면 일시적으로 유산균제제(프로바이오틱스)와 과일, 채소 등을 함께 먹어 장내 미생물을 빠르게 안정화하는 것이 좋다.

To do list

- 항생제 줄이기
- 대장 내시경 검사 후 프로바이오틱스와 과일, 채소류 먹기

장 질환 예방 생활 습관 2_ 매일 아침 과일과 해조류, 버섯 반찬으로 식이섬유를 섭취한다

식이섬유가 풍부한 음식은 장내 미생물의 먹이가 되므로 건강한 장 환경을 만드는 데 필수다. 세계보건기구는 규칙적으로 하루 500g의 과일과 채소 섭취를 통해 식이섬유를 먹도록 장려하고 있다. 과일의 펙틴, 해조류의 알긴산, 버섯의 베타글루칸과 돼지감자의 이눌린은 모두 장 환경을 건강하게 만들어주는 식이섬유다. 하루에 꼭 500g 이상 챙겨 먹는 것이 좋다.

To do list

- **아침마다 식전 과일 먹기**
- **미역, 다시마, 버섯요리 먹기**

장 질환 예방 생활 습관 3_ 독소 음식을 먹었을 경우, 물이나 채소즙, 숯가루나 검은 숭늉으로 반드시 해독한다

직장인이나 학생들은 집밥만 먹기 어려워서 첨가물이 많은 외부 음식을 먹을 수밖에 없다. 독소는 장을 통해 빠르게 흡수된다. 가공식품 섭취나 과식 등으로 몸에 불필요한 성분이 늘었을 경우 반드시 해독하는 것이 좋다. 해독제는 물, 채소즙, 숯가루, 검은 숭늉 등이 있다. 검은 숭늉은 숯가루와 비슷한 효과로 탄소 입자가 많아서 독소를 흡착한다. 속이 더부룩할 때 숯가루나 검은 숭늉을 마시면 배탈이나 설사, 두통 등에 시달리지 않아도 된다.

To do list

- **프라이드치킨과 같은 가공식품 섭취 후 채소즙이나 숯가루, 검은 숭늉 마시기**
- **과식 후 다음 식사엔 과일이나 물만 먹기**

장 질환 예방 생활 습관 4_ 3일 이상 변비는 반드시 해결한다

3일에서 1주일까지 화장실에 가지 않아도 괜찮다고 생각하는 사람들이 있다. 화장실은 매일 가는 것이 제일 좋다. 변이 오래 머무를수록 독소가 몸속으로 재흡수된다. 편두통이나 만성피로 등 여러 불편한 증상이 나타날 수 있다. 반드시 매일 화장실에 가는 몸을 만드는 것이 좋다. 과일이나 채소, 엡솜솔트를 탄 소금물, 장운동 등으로 변비는 반드시 해결한다.

To do list

- **매일 아침 과일 500g 먹기**
- **과일채소 스무디 하루 1L 먹기**
- **3일 이상 만성변비 시 과일 식사만 하기**
- **장운동이 어려운 경우, 아침마다 소금물 마시기**
  [소금물: 물 200mL + 엡솜솔트 1큰술(1.5~2큰술로 늘려도 된다)]
- **화장실에서 힘주지 말고 몸을 앞뒤 좌우로 흔들기**

4장

효소 없이는 살 수 없다

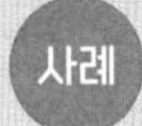

부비동염과 요로결석이 사라진 3개월

40대 중후반 부부인 김영은(가명) 씨와 조성현(가명) 씨는 자신들에게 시작된 노화의 증후를 조금 불편하지만 자연스럽게 받아들이며 지내왔다.

아침은 거의 먹지 않았고, 점심은 직장 근처 식당에서, 저녁은 대체로 늦은 시간에 간단하게 한식을 먹었다. 가끔은 스트레스를 풀자며 치킨 같은 배달 음식도 주문해 먹었다.

날마다 피곤한 느낌이었지만 나이가 들어가니 만성피로는 당연한 것으로 여겼다. 아내 김영은 씨의 몸에는 담석이 생겼는데, 완경까지 되어 이제 노화는 어쩔 수 없구나 하고 체념하게 되었다.

하지만 직장 생활하는 것조차 너무 버거워지자 부부는 우리 연구소에 와서 상담을 받았다. 그 후 아침마다 사과를 먹기 시작했다. 이왕이면 좋은 것을 먹자는 마음으로 품질 좋은 사과를 구해 먹었다. 점심은 전처럼 그대로, 저녁은 이전보다 가볍게 먹고 염증 완화에 좋은 영양 프로그램을 병행했다.

아침마다 사과를 먹으니 만성피로가 줄어드는 느낌이었다. 사과를 먹은 지 2개월이 지난 어느 날, 남편 조성현 씨의 요로에서 결석이 빠져나왔다. 3개월이 지나니 아내의 30년 된 부비동염이 사라졌고, 완경인 줄 알았는데 다시 월경이 시작되었다.

그간 운동은 자주 하지 못했는데, 음식을 바꾼 것만으로도 몸이 이렇게 바뀌니 너무 신기했다. 더 건강한 몸을 만들고 싶은 의욕이 솟아 주 3회 운동과 월 1회 등산하는 것도 꼬박꼬박 챙기며 지내고 있다.

효소, 질병과 노화를 결정한다

"저는 오래 살아야겠다고 생각해본 적은 없지만, 살아 있는 동안엔 아프지 말아야겠다는 생각이 들어요. 요즘은 아픈 사람이 너무 많은 것 같아요. 우리 반 아이 중에도 아토피나 감기를 달고 사는 면역력 약한 아이들이 많아요. 다들 왜 이렇게 아픈 데가 많은지… 그게 당연한가 싶을 때도 있어요."

"아픈 사람을 자주 보면 원래 사람은 이렇게 아픈가 하며 받아들이기 쉬워요. 나이 들면 아픈 게 정상이라고 이야기하는 의료인도 있고요. 하지만 저는 그렇게 생각하지 않아요. 사람은 아프지 않고 건강한 모습, 슬프지 않고 기쁘고 행복한 모습이 기본값이에요. 그런데 왜 아프게 되었을까요. 근본적인 이유가 있어요. 우리 몸에 절대적으로 필요한 효소가 고갈되는 생활방식 때문이에요."

"효소가 고갈되는 생활방식요? 효소가 뭐예요? 그게 사라져 부족해지면 우리 몸은 어떻게 되는 거예요?"

"우선 효소가 무엇인지부터 말씀드릴게요. 우리 몸은 소화, 호흡,

대사, 면역 작용 등이 끊임없이 일어나는 일종의 화학공장이라 할 수 있어요. 효소는 우리 몸에서 일어나는 이런 모든 반응의 촉매 역할을 하는 물질이에요. 효소는 영어로 엔자임enzyme이라 하는데 '효모 안에' 라는 뜻이에요. 효모는 미생물의 한 종류이고 효소는 그 미생물 속에 들어 있는 단백질 분자입니다. 효모가 발효를 통해 포도주, 간장, 치즈, 빵 같은 음식물을 만들어내는 것처럼, 우리 몸에서는 소화효소와 대사 효소, 잠재효소 등이 모든 화학반응을 일으키죠. 우리 몸은 효소를 직접 생산하고 효소는 아주 다양한 역할을 해요."

효소 부족은 대사 질환의 원인이다

효소가 없다면 우리 몸은 아무것도 할 수 없다. 세계적인 명의 신야 히로미는 "효소는 생명 활동에 가장 중요한 요소"라고 했다. 효소가 살아 있는 음식을 많이 먹은 사람은 그렇지 않은 사람보다 질병에 걸릴 확률이 훨씬 낮다고 했다. 그는 세계 최초로 대장 내시경을 발명하고 암 사망진단서를 한 건도 쓰지 않은 기록을 가지고 있는 의사다.

사람이 노화하고 병드는 이유는 생명 작용을 돕는 효소가 점점 줄어들기 때문이다. 특히 만성질환은 오랜 기간 신진대사에 문제가 생긴 상태로, 질병과 노화는 우리 몸의 효소 작용이 원활하지 않다는 뜻으로 보아도 된다. 효소enzyme(단백질)와 조효소 coenzyme(효소의 작용을 돕는 비단백질 성분으로 비타민이나 미네랄)가 부족하면 모든 장기의 기능이 약해진다.

환자는 몸속 효소가 부족한 상태다. 효소박사로 불리는 신현재 교수의 저서 『효소치료』를 보면, 일본에서 결핵 환자 111명의 효소량을 측정해보니 정상인보다 82% 부족했다는 내용이 있다. 당뇨 환자의 혈액과 소변에서 측정한 효소량도 정상인보다 적었다. 몸 전체의 효소가 부족하면 소화효소도 덩달아 부족해진다. 동맥경화 환자들은 소화효소인 리파아제가 심각하게 부족했다. 리파아제가 부족하니 지방 대사가 잘 이루어지지 않아 혈액에 지방이 쌓여 혈액순환에 문제가 생긴 것이다. 효소가 부족한 환자들에게 효소를 보충해주자 병의 증상이 빠르게 개선되었다고 한다.

신현재 교수는 이 책에서 건선이나 아토피, 간염, 담낭염, 당뇨가 있는 환자들은 혈액 내 아밀라아제 농도가 낮다고 했다. 이들에게 아밀라아제를 보충하자 증상이 호전되었다. 아밀라아제 보충 후 당뇨 환자의 인슐린 기능이 50%까지 향상되었다고 했다. 소화효소인 아밀라아제나 리파아제가 단지 소화에만 작용하는 것이 아니라는 점을 확인한 셈이다.

혈액의 백혈구에도 소화효소가 있어 몸 전체의 신진대사에 효소가 관여함을 알 수 있다. 효소가 부족하면 질병은 심해지고 효소가 채워지면 질병은 호전된다.

효소 부족은 노화를 가속한다

아이들 입에서는 침이 줄줄 흐른다. 하지만 노인들은 침이 말라 있다. 70대 침샘 효소는 20대와 비교하면 30분의 1에 불과하다. 병이 깊은 사람도 침이 잘 나오지 않는다. 침이 잘 나오지 않으면 음식물을 씹기도 어렵고 소화하기도 어렵다. 먹은 양에 비해 소화효소 양이 적어서다.

침은 소화효소 역할뿐만 아니라 살균과 항암 작용까지 하는 것으로 알려졌다. 아플 때 침을 삼키면 병이 낫는다는 말이 있다. 침이 곧 치료제라는 뜻이다. 침은 나쁘거나 더럽지 않다. 침을 소중한 보약처럼 여겨야 한다.

침이 잘 나오지 않는다면 소화를 담당하는 효소뿐 아니라 몸 전체 신진대사를 담당하는 효소도 잘 만들어지지 않는다고 보아야 한다. 소화력이 떨어진 것은 효소가 줄어들었기 때문이고, 효소가 부족하면 호흡, 혈액순환, 면역력, 생식 능력 같은 다양한 신진대사 능력이 떨어진다. 여성은 질 분비량이 감소하고 방광염과 자궁질환에 쉽게 노출되며 폐경이 빨리 온다. 남성은 혈액순환이 나빠져 발기부전 같은 증상을 겪는다.

그러나 몸에 효소가 풍부하면 나이가 들어도 소화를 비롯한 신진대사에 큰 문제가 없다. 여성은 55세, 남성은 75세까지 생식 능력에 문제가 생기지 않는 것이 정상이다.

젊은 사람이라도 효소가 소모되도록 만드는 식사를 계속하다 보면 효소 부족으로 노화와 질병이 빠르게 찾아올 수 있다. 요즘은 젊은 당뇨, 젊은 치매라는 말이 낯설지 않을 정도로 귀에 들려오고, 암에 걸리는 연령대도 낮아졌다. 심지어 소아암과 소아 당뇨 환자까지 늘고 있다. 병에 걸리는 시기가 나이와 무관하다는 말까지 나온다. 이렇게 된 데는 여러 가지 이유가 있을 수 있지만, 신진대사의 관점에서 본다면 효소 부족으로 진단할 수 있다.

효소가 뭐길래?
빛보다 빠른 효소의 반응속도

효소는 생명체에 있는 단백질을 이용해 어떤 반응을 일으키는 촉매제 역할을 한다. 예를 들면, 밥알을 잘게 쪼개거나 완전히 으깨도 포도당으로 바뀌지 않지만, 침 속 아밀라아제가 섞이면 순식간에 포도당으로 변한다. 효소 하나는 한 가지 반응만 한다. 우리 몸에는 1만 2,000개가 넘는 효소가 있는 것으로 추측하지만, 그중 아직 2,000개도 알아내지 못했다.

효소의 반응력은 그저 놀라울 따름이다. 반응속도가 빛보다 빠르다. 효소 반응속도는 초 단위가 아닌 펨토초femtosecond 단위로 측정하는데, 1펨토초는 10^{-15}초, 즉 1,000조 분의 1초를 말한다. 펨토초는 주로 초고속 현상을 다루는 물리학이나 화학에서 다루는 초미세 초 단위로, 전자 이동이나 분자 진동 등을 관찰하는 수준이며 펨토초 레이저가 개발되어 외과수술이나 안과 수술에 응용하고 있다.

그런데 우리 몸속에서 이런 펨토초 단위의 정교하고 과학적인 반응이 매 순간 일어나고 있다. 생명의 반응이 얼마나 치밀한지 알게 될수록 내 몸을 더 사랑하게 되고 관리하지 않을 수 없게 된다.

효소, 영양을 흡수한다

“살이 찐 것도 칼로리 과잉이 아니라 효소가 부족하기 때문이라니… 제가 잘 모르는 게 정말 많네요. 필요한 효소가 나오지 않으니 불필요한 지방이 쌓이는 것이군요. 효소는 정말 신기하네요. 효소가 무엇인지 제대로 더 알고 싶어요.”

“효소는 생명체에 복합적인 반응을 일으키는 단백질 촉매제예요. 식물이든 동물이든 살아 있는 모든 생명체는 효소 작용으로 생명을 유지하지요. 효소가 없다면 생명도 없어요. 신선한 과일과 채소도 효소 작용으로 생명을 유지해요. 우리가 그 생명 성분을 받아먹는 거예요.”

“살아 있는 모든 것에 효소가 작용한다는 말이군요. 효소가 무엇인지 조금은 알 것 같아요.”

“효소는 우리 몸에서 만드는 체내 효소와 음식으로 섭취하는 식품 효소로 나눌 수 있어요. 체내 효소는 소화효소, 대사 효소, 잠재효소로 더 나눌 수 있고요.”

"식품으로 효소를 섭취하려면 생식을 해야 한다고 들었어요. 음식을 날것으로 먹으면 세균이나 기생충처럼 몸에 좋지 않은 것도 같이 먹게 될 것 같은데요."

"아주 좋은 질문이에요. 생식 위주의 식사를 하되 최대한 안전하게, 또 소화가 잘되게 먹는 것이 중요해요. 과일이나 채소는 대부분 날것으로 먹어도 괜찮아요. 그런데 어떤 사람은 양배추를 생으로 먹거나 녹색 잎채소를 많이 먹으면 가스가 차기도 하지요. 생채소를 너무 많이 먹으면 소화불량이 생기거나 체중이 많이 줄기도 하니 적당히 먹는 것이 좋겠죠.

삼시세끼 모두 반드시 생식해야 하는 건 아니에요. 되도록 하루 한 끼 정도는 효소가 풍부한 식사를 하자는 거지요. 가끔 절식으로 몸속 효소를 낭비하지 않는 것도 좋아요. 어떤 방법이든 내 몸속 효소가 고갈되지 않게 자신에게 잘 맞는 방법을 찾는 게 중요해요."

"그러니까 효소가 풍부한 음식을 잘 먹어야 하고, 한편으로는 몸속 효소도 잘 관리해야 한다는 말이군요."

세 가지 체내 효소

효소 의학의 선구자는 미국인 에드워드 하웰Edward Howell이다. 그는 세계적인 효소 영양학자로 50년간 효소를 연구했고, 사망하기 한 해 전인 1985년에 효소가 건강에 미치는 영향과 효소가 풍부한 식단의 중요성을 강조한 『효소 영양학 개론*Enzyme Nutrition*』을 펴냈다.

그는 효소에 관한 유명한 말들을 남겼다.

> "효소는 생명의 빛이다."
>
> "난치병은 극단적인 효소 부족이 원인이다."
>
> "효소가 없으면 수명이 다한다."
>
> "생명체의 수명은 효소 자원이 소모되는 속도에 반비례한다."
>
> "효소는 집을 짓는 건설 노동자처럼 몸을 만드는 '노동력'이다. 필요한 모든 건축 자재와 목재는 가질 수 있지만, 집을 지으려면 중요한 생명 요소인 노동자가 필요하다."
>
> "비타민, 미네랄, 호르몬은 효소 없이는 어떤 일도 할 수 없다."

사람 몸에서 만들어지는 체내 효소는 몸 상태에 따라 만들어지는 양이 다르며, 소화효소와 대사 효소, 잠재효소가 있다.

소화효소는 음식물을 분해하는 데 사용한다

쌀밥을 먹으면 포도당으로 분해되고 흡수되어 에너지원이 된다. 이때 사용되는 효소는 아밀라아제다. 아밀라아제는 침과 췌장에 있다. 밥알 하나를 수백 수천 조각으로 잘라도 아밀라아제가 없으면 절대 포도당으로 변하지 않는다. 아밀라아제는 탄수화물 분자를 150펨토초 속도로 분해한다. 이처럼 엄청나게 빠른 속도로 반응하기 때문에 약 3~4시간 정도면 우리가 먹은 밥 속 탄수화물의 당질은 포도당으로 바뀐다. 하지만 아밀라아제가 부족하면 아무리 좋은 쌀로 밥을 지어 먹어도 우리 몸은 제대로 영양분을 흡수할 수 없다.

단백질을 분해하는 소화효소는 프로테아제, 펩신, 펩시노겐 등이다. 이들 효소는 단백질을 분해해서 아미노산을 만든다. 아미노산은 몸 조직을 구성하는 아주 중요한 성분이다. 아미노산이 잘 만들어지지 않으면 우리 몸에 필요한 다양한 단백질 물질이 부족하게 된다. 혈액이나 호르몬, 면역에 필요한 성분 모두 단백질이다. 단백질 섭취도 중요하지만 충분한 단백질 분해효소가 있어 단백질을 잘 분해하는 것이 더 중요하다고 할 수 있다.

지방을 분해하는 소화효소는 리파아제이다. 지방은 분해되어 지방산과 글리세롤이 된다. 우리 몸에 있는 세포 37조 개의 세포막은 이중지질막으로 되어 있는데, 지방이 잘 소화 흡수되지 않으면 이 이중지질막에 구멍이 생긴다. 이처럼 세포막이 손상된 상태에서는 산소와 다양한 영양소가 흡수되지 못해 세포 기능에 장애가 생긴다. 지방을 먹어도 잘 소화하지 못하면 아무 소용이 없게 된다.

대사 효소는 각종 신진대사에 관여한다

동맥의 혈액순환에 작용하는 효소만 약 98종으로 알려져 있다. 백혈구는 면역체계의 핵심 구성 요소로, 병원체를 분해하고 제거할 때 다양한 종류의 효소가 필수적인 역할을 한다.

아직 효소에 관한 과학적인 연구가 많이 진행되지 않은 상태이기에 여러 주장과 가설이 있지만, 확실한 것은 몸에서 효소가 잘 만들어지면 신진대사가 원활히 이루어져 건강에 도움이 된다는 것이다. 반대로 효소가 부족하면 질병에 잘 걸리고 노화가 빨라진다. 대사 효소는 뒤쪽에서 더 자세히 다루겠다.

잠재효소는 우리 몸에서 비상시에 사용하는 효소다

잠재효소는 마치 통장 잔고와 같다. 예를 들어 한 번도 만난

적 없는 세균이나 바이러스가 몸속에 들어오면 면역세포를 총동원해 전쟁을 치러야 한다. 또 실직, 이혼, 사별처럼 감당하기 어려운 스트레스가 왔을 때도 우리 몸은 충격에서 벗어나기 위해 스트레스에 대항하는 호르몬을 만들어낸다. 이때 효소가 없으면 호르몬을 만들 수 없다.

효소는 잠자는 동안 몸속의 잘못된 돌연변이 세포와 노화 세포를 처리하며, 건강하게 세포분열 할 수 있는 상태로 몸을 회복시킨다. 이처럼 위급한 상황에서 사용되는 효소가 잠재효소다.

코로나19를 경험하면서 기저질환자들은 다른 사람들에 비해 코로나에 취약하다는 말을 들어보았을 것이다. 이는 기저질환자들의 몸에는 염증이 많아서 항체가 힘에 부치는 싸움을 하고 있다는 뜻이다. 쉽게 말해 항체가 모자란다는 것인데, 새로운 항체를 만드는 효소가 부족한 상황이다. 통장에 잔고가 넉넉하면 우리 경제생활에 여유가 있듯이 체내 잠재효소가 충분하면 비상시에도 잘 대처할 수 있는 건강한 몸이 된다.

식품 효소

몸속에서만 만들어지는 체내 효소와 달리 식품 효소는 음식을 통해 섭취할 수 있다. 과일과 채소, 해산물과 해조류, 된장이나 낫토 같은 발효식품이 대표적인 효소 음식이다. 발효식품은 미생물이 만들어낸 효소가 살아 있는 상태다. 장수마을 주민들은 발효식품을 많이 먹는다. 효소를 충분히 섭취하면 체내 효소를 많이 사용하지 않아도 되니 효소 부족 상태가 덜 생긴다. 흔히 면역력이 강하다, 질병에 잘 안 걸린다는 말은 이런 몸 상태로 볼 수 있다.

식품 효소를 섭취하는 방법은 다양하다. 식사 중 한 끼를 과일이나 채소 샐러드, 낫토로 먹으면 식품 속 효소를 얻을 수 있고, 체내 소화효소를 많이 분비할 필요가 없다. 반면에 치킨이나 삼겹살 같은 가열 조리한 육류를 먹으면 소화효소가 많이 필요할 것이다. 간식으로 빵이나 케이크, 과자 같은 탄수화물 디저트를 먹을 때도 우리 몸은 아밀라아제 같은 소화효소를 분비한다.

과식할 때뿐만 아니라 자주 먹는 습관도 소화효소를 부족하게 만드니 생각보다 건강에 좋지 않다. 소식이나 생식 또는 간헐적 단식 같은 절식이 좋은 것은 효소 분비를 줄일 수 있기 때문이다.

모든 생명체는 살기 위해 음식을 먹는다. 중요한 것은 음식 자체의 양이나 질보다 먹은 음식을 몸에서 얼마나 흡수하느냐다. 하루 단백질 양, 비타민 몇 종류, 미네랄 최소 몇 가지 등에 집착하기보다는 효소에 집중하는 것이 건강한 몸을 만드는 데 더 좋다.

"효소가 이렇게 다양하고 많은 일을 하는지 몰랐어요. 비타민이나 미네랄 같은 영양소의 중요성은 잘 알려졌는데, 왜 효소는 덜 알려진 걸까요?"

"사실 비타민이나 미네랄은 효소를 만드는 조효소예요. 비타민이 존재하는 이유는 효소를 뒷받침하기 위한 거죠. 그런데 이상하게 효소보다 비타민이 더 알려져 있죠. 이제라도 신진대사에 큰 영향을 미치는 효소를 더 알아가면 신기하고 재밌을 거예요."

효소, 잘못된 식사로 고갈된다

"효소가 부족하면 병에 걸리기 쉽고 빨리 늙게 된다는 말씀이지요? 그러면 왜 효소가 부족해질까요? 효소 부족도 유전자나 가족력과 연관 있나요?"

"효소 부족은 유전자나 가족력과는 무관해요. 우리가 늘 먹는 식사와 관련 있지요. 사실 현대인의 식단에는 식품 효소가 거의 없다고 보면 됩니다. 밥, 빵, 익힌 고기의 공통점은 효소가 들어 있지 않다는 거예요. 소시지 같은 가공식품이나 햄버거, 피자, 음료수도 마찬가지죠. 불로 조리하는 과정에서 원래 음식물, 정확하게는 생물체인데, 그 속에 있던 효소가 파괴된 겁니다.

삼시세끼 식품 효소가 전혀 들어 있지 않은 식사를 계속하면 몸에 무리가 와요. 요즘 우리 주위에 아픈 사람이 많은 것도 잘못된 식사를 계속하기 때문으로 보여요. 그런 식사는 체내 효소를 과도하게 사용하게 만드니까요."

사람은 아프지 않도록 디자인되어 있다

우리가 일상에서 쉽게 선택하여 먹는 가열 조리한 음식, 모두가 좋아하는 달고 짭조름한 가공식품과 육류의 과잉 섭취, 정제 탄수화물과 정제당, 튀긴 음식, 뷔페식 등은 건강에 어떤 영향을 미칠까? 그리고 나이가 들면서 장기간 복용하게 되는 약물은 과연 괜찮을까?

사실 우리가 먹는 음식은 대부분 가열 조리한 가공식품에 해당한다. 또 만성질환이나 대사질환으로 특정 약물을 장기적으로 복용하는 사람을 주변에서 쉽게 본다. 이처럼 환자들이 계속 늘어나고 약에 의지하는 사람들이 점점 많아지는 상황을 어쩔 수 없는 현상이라고 가볍게 여겨서는 안 된다. 우리가 그동안 계속해온 식사법에 문제는 없는지, 장기간 약물을 복용해도 정말 괜찮은지 좀 더 관심을 가지고 슬기롭게 대처해야 한다.

사람의 몸은 아프지 않도록 디자인되어 있다. 병에 걸리지 않는 몸이 기본값이다. 지금이라도 식품 효소가 충분한 식사를 한다면, 만성질환이나 대사질환에서도 벗어나는 데 큰 도움을 받을 수 있다.

아래에서 여러 식단과 조리법에 따른 장단점과 대안을 소개한다.

가열 조리식은 효소가 파괴된 음식이다

한식은 어떤 반찬으로 구성하느냐에 따라 건강식이 될 수도 있고 질병식이 될 수도 있다. 갈비찜이나 아귀찜이 주요리이고 나물 반찬이나 채소류가 없는 식단이라면 체내 효소를 많이 사용해야 한다. 음식 재료에 열을 가해 조리하면 원래 식품 안에 있던 효소의 활성이 사라지기 때문이다.

이때 쌀밥 같은 정제 탄수화물을 함께 먹으면 혈당이 갑자기 오르는 혈당 스파이크 현상이 일어날 수도 있다. 몸은 혈당이 급상승하는 것을 방지하기 위해 혈당 호르몬인 인슐린과 글루카곤을 더 많이 분비하고, 식욕 촉진과 억제를 조절하는 주요 호르몬인 렙틴과 그렐린도 체내 음식물 대사를 위해 왕성하게 분비한다. 그러다 보면 뇌하수체 같은 내분비기관이 과로하기 쉽다. 가끔이라면 그렇게 식사하는 것이 큰 문제가 되지 않겠지만, 늘 그런 음식을 먹는다면 건강을 위한 식사라기보다는 몸을 혹사하는 식사라고 해도 좋을 것이다.

현미잡곡밥에 생채소와 버섯류, 해조류를 간단히 조리해서 먹는 한식은 체내 효소를 크게 고갈시키지 않는다. 신선한 채소와 해조류에는 생물체가 원래 갖고 있는 효소가 있기 때문이다. 그러니 같은 한식이라도 어떤 음식을 어떻게 먹느냐에 따라 건강에 다른 영향을 미친다.

가열 조리한 육류는 효소를 많이 사용하게 한다

날고기를 주로 먹는 고양이는 건강하고 새끼도 잘 낳지만, 익힌 고기가 주식인 고양이는 대사질환에 시달리고 불임이 된다. 효소가 사라진 음식을 지속해서 먹으면 각종 장기의 신진대사가 나빠진다.

사람은 기생충 감염을 막고, 맛과 취향을 고려해 대부분 익힌 고기를 먹는다. 구운 고기를 소식하는 것은 체내 효소가 고갈될 정도로 문제를 일으키지 않지만, 배가 부를 정도로 먹으면 소화를 위해 엄청난 효소가 필요하다.

소화가 덜 된 동물성 단백질은 심각한 문제를 일으키기도 한다. 미처 소화되지 않은 단백질 찌꺼기가 혈액으로 들어가면 각종 알레르기나 염증이 생기기도 한다. 동물성 단백질을 대사하는 과정에서 인돌이나 스카톨, 암모니아, 요산, 요소 등 유독성 물질이 생성될 수 있다.

육식동물은 장이 짧아 이런 성분이 몸에 오랫동안 머무르지 않는다. 사람도 육식을 주로 해야 하는 신체 구조라면 육식동물처럼 장 길이가 몸길이 대비 1.5~2배 이내로 매우 짧아야 한다. 하지만 사람의 장은 몸길이의 5~6배로 매우 길어 동물성 단백질 대사산물이 체내에 오래 머무를 수밖에 없는 구조이니, 간과 신장에 독성 물질이 쌓이기도 한다. 요산이 관절에 쌓이면 통풍이 생긴다. 바람만 스쳐 지나가도 아프다고 해서 통풍이라는 이름이 붙었을 정도로 엄청나게 아픈 질병이다.

첨가물이 든 가공식품을 소화하려면 효소가 더 필요하다

가열 조리보다 더 좋지 않은 방향으로 나아간 것이 가공식품이다. 가공식품은 대개 원재료와 출처를 명확히 확인하기 어렵다. 성분표는 탄수화물, 단백질, 색소 등 주로 성분 중심의 정보만 제공할 뿐이다. 그러나 이러한 성분표만으로 그 속에 포함된 실제 영양소와 효소의 함량을 알기란 어렵다. 이로 인해 가공식품이 얼마나 영양적으로 유익한지 의문이 생긴다.

특히 캔이나 페트병 같은 보관 용기는 화학물질로 코팅되어 있고, 음식에도 세균이나 곰팡이 오염을 막기 위해 보존제나 색소 같은 첨가물을 넣는다. 몹시 허기져서 어쩔 수 없이 배를 채워야 하는 상황이 아니라면 반드시 멀리해야 하는 음식이다.

더욱 심각한 문제는 많은 양의 첨가물을 다양하게 먹는 것이다. 인스턴트 음식을 자주 이용하는 도시인의 경우, 1년에 약 330가지 첨가물을 25kg 정도 먹는다는 통계가 있다. 다양한 첨가물이 서로 섞이고 쌓이면 우리 몸속에서는 과연 어떤 일이 일어날

까? 이런 가공식품들은 호르몬 불균형을 초래해 체중이 쉽게 늘고 여러 면역질환에 취약하게 만든다. 요즘 크게 늘어난 성조숙증이나 다낭성 난소증후군 같은 호르몬 질환 역시 내분비계가 제대로 작동하지 않은 결과다.

정제 탄수화물과 정제당은 당독소를 유발한다

밀가루로 만든 빵이나 면, 과자, 라면, 케이크 같은 음식도 몸에는 그리 좋지 않다. 그런데도 중독성이 있어서 자주 그리고 많이 먹기 쉽다. 체내 효소는 몸이 사용하고 남은 당분을 글리코겐으로 저장해 비축성 에너지원으로 만든다.

저장 후에도 남은 당분은 혈액에 있는 단백질이나 지방과 결합해 당독소를 만든다. 당독소는 세포막이나 조직에 결합하여 염증을 유발하고 조직을 경화시키는 역할을 하기도 한다. 딱딱해진 세포막은 막투과성이 약해져 세포 안으로 산소나 영양소를 잘 전달하지 못한다. 당분을 과다하게 먹는 현대인들은 당독소가 쌓이지 않게 철저히 관리하는 습관을 들여야 한다.

과거 수렵채집 시기의 사람들에게 밀이나 쌀은 자주 먹을 수 있는 음식이 아니었다. 밀이나 쌀은 농경시대가 시작된 이후에야 인류의 주식이 되었고, 그전에는 채집한 과일이나 채소, 물고기

등을 주로 먹고 살았다. 100세까지 무병장수한 스콧 니어링도 통곡물을 하루 15% 이내로 먹었고, 먹지 않는 날도 많았다.

튀긴 음식은 산화되고 몸속 독소로 작용한다

프라이드치킨이나 튀김 같은 음식을 먹을 때는 산화된 기름이 몸속으로 자연스럽게 들어간다. 업소에서 사용하는 기름은 유기용매로 추출한 기름으로 몸에 해롭다. 라면이나 과자 같은 가공식품을 먹으면 트랜스 지방이 몸에 들어오기도 한다. 제조할 때 트랜스 지방을 사용하지 않았더라도 보존 및 유통과정에서 트랜스 지방으로 변할 가능성이 높기 때문이다.

트랜스 지방을 섭취하면 우리 몸이 염증이 생기기 쉬운 구조로 바뀐다. 오메가-6 지방산이 오메가-3 지방산보다 5배 이상 늘어나면 인체 내에 이른바 염증 시스템이라는 게 작동하게 된다. 염증 시스템이란 인체의 면역 시스템이 약화돼 염증이 더욱 늘어나는 상황을 말한다.

튀긴 음식을 많이 먹지 않아도 오메가-6 지방산은 다른 음식물을 통해 몸에 들어온다. 곡물 사료를 먹고 자란 소나 돼지, 닭과 계란을 먹을 때도 오메가-6 지방산을 섭취하기 때문이다.

튀긴 음식은 가공 과정을 거친 일종의 농축 음식concentrated

food으로 완전하게 소화하기 어렵다. 농축 음식이란 일정한 과정을 통해 영양소나 맛이 농축되거나 첨가물이 들어간 음식을 말한다. 문제는 가공(농축) 과정에서 기름이 음식물에 섞이고 화학변화가 일어나면서 탄수화물 같은 단일 성분의 음식물이 여러 가지 성분을 갖게 되는 데 있다.

사람 위는 이처럼 여러 성분을 한꺼번에 잘 소화하지 못한다. 완전히 소화되지 않은 음식물은 찌꺼기를 남기고, 찌꺼기는 몸속에서 독소를 늘린다. 활성산소도 늘어나 항산화 비상 시스템이 작동한다. 이때 해독을 위해 가장 먼저 움직이는 독소 제거팀이 체내 효소다. 모든 해독은 효소 없이는 불가능하기 때문이다.

다양한 음식을 과식하는 뷔페식은 찌꺼기를 많이 만든다

골고루 잘 먹어야 한다는 말은 한꺼번에 여러 가지 음식을 먹으라는 말이 아니다. 체내 기관과 세포에 필요한 50종 이상의 영양소를 섭취하려면 다양한 음식을 골고루 먹는 것이 중요하다. 하지만 그렇다고 해서 끼니마다 모든 영양소를 한꺼번에 섭취하라는 뜻은 아니다. 뷔페처럼 한 끼에 지나치게 다양한 음식을 먹으면 누구라도 소화불량을 일으킬 수 있다.

뷔페에 가면 고기, 해산물, 과일, 채소, 밥 등 수많은 종류의 요리를 먹게 된다. 다양한 요리를 한자리에서 맛보는 것은 좋지만, 인체에는 모든 영양소를 한꺼번에 소화할 수 있는 만능 소화효소가 없다. 탄수화물 소화효소는 오직 탄수화물만, 단백질 소화효소는 단백질만, 지방 소화효소는 지방만 소화할 뿐이다. 우리가 먹는 음식물의 종류가 단순할수록 쉽게 소화되고 체내 효소 낭비도 적다.

완전히 소화되지 않은 소화 부산물들은 염증과 알레르기를 일으킨다. 소화되지 않은 단백질이나 지방, 녹말 알갱이들이 혈액으로 흡수되기 때문이다. 이때 혈액 내 효소 농도가 충분하면 알레르기가 생기지 않지만, 농도가 낮으면 알레르기가 생길 수 있다. 아밀라아제나 프로테아제, 리파아제는 소화뿐만 아니라 혈액 내에서 알레르기가 생기는 걸 막는 역할을 한다.

약물은 효소를 고갈시킨다

모든 약물은 간 대사를 거쳐 작동하며 해독 효소를 많이 사용한다. 약물은 아이러니하게도 신체 시스템의 작동을 중단시키는 방식으로 작동한다. 사실 아이러니하다고 말하는 것으로는 충분치 않을 정도로 놀라운 방식이다. 예를 들어 혈당강하제는 혈액의 당 수치를 낮추기 위해 간이 당을 흡수하지 못하도록 차단한다. 고지혈증 치료제는 간에서의 콜레스테롤 합성을 억제해 더는 콜레스테롤을 만들지 못하게 한다.

당이나 콜레스테롤은 인체에 필요한 영양성분이다. 그런데 수치를 맞추기 위해 인위적으로 효소 시스템을 차단해 간이 콜레스테롤 합성과 당 흡수를 하지 못하도록 막는 것이다. 효소 시스템을 차단하면 당과 콜레스테롤이 필요한 곳에 공급되지 못하는 문제가 생기고 약물 부작용도 나타난다. 이렇게 사용된 약물은 간의 해독 시스템을 거쳐 몸 밖으로 내보내진다.

그런데 약물의 혈중 농도가 반으로 줄어드는 데 걸리는 시간(반감기)은 약물마다 다 다르다. 어떤 약물은 바로 몸 밖으로 배출되지만 어떤 약물은 몇 년에 걸쳐 서서히 빠져나가기도 한다. 몸속에 오랫동안 남아 있는 약물을 빼내기 위해 우리 몸의 해독 효소들은 끊임없이 반응한다. 그러니 약을 먹을 때는 우리 몸이 이 약을 몸 밖으로 배출하기 위해 얼마나 많은 효소를 사용해야 할지 생각해봐야 한다.

야생동물은 대사질환이 없다

"한식이든 간식이든 아무 생각 없이 먹었는데, 이제부터는 그러면 안 될 것 같은 생각이 드네요. 여러 가지 음식을 골고루 먹을 수 있는 뷔페를 좋아하는 사람이 많아요. 게다가 뷔페에 가면 과식은 당연한 걸로 여기고요. 저도 그랬어요. 근데 설명을 듣고 보니 몸에 좋은 영양식이 아니라 오히려 건강을 해치는 식사였네요. 과학과 의학이 이토록 발전했는데도, 이런 이야길 처음 듣고 있다는 사실이 신기할 정도예요."

"그래요. 아이러니하다고밖에 표현할 수가 없긴 해요. 사람은 너무나 똑똑한 나머지 본능의 중요성을 오히려 놓치는 것 같아요. 다른 동물은 본능대로 먹으며 살아가요. 본능에 충실하게 식사하니 대사질환이란 것이 아예 생기지 않죠. 효소가 풍부한 자연 그대로의 식사를 하니까요."

야생동물이 건강한 이유가 있다

동물들은 본능적으로 효소가 풍부한 먹거리를 선호한다. 육식동물인 사자는 사냥한 동물의 내장기관을 맨 처음 먹는다. 살코기보다 내장에 효소가 풍부하기 때문이다. 유인원은 바나나와 사과, 양상추처럼 신선한 과일과 채소를 좋아한다. 역시 효소가 풍부한 음식이다. 그뿐만 아니라 본능적으로 어떤 음식이 영양이 풍부한지도 안다. 일반 양상추와 유기농 양상추를 함께 주면 유기농 양상추를 선택한다.

2차 세계대전 이후, 미국의 한 동물원에서 동물들이 서서히 병들어 죽어가는 일이 벌어졌다. 동물원의 사육사와 수의사는 음식에 문제가 있다고 보고, 동물들에게 생고기와 조리하지 않은 음식을 주었다. 그러자 얼마 지나지 않아 병이 낫고 건강해졌다. 효소가 사라진 익힌 고기와 사료를 준 것이 질병의 원인이었다.

효소가 없거나 모자라면 대사질환에 걸리고 불임이 온다. 미국의 프랜시스 포틴저Francis Pottenger 박사는 10년 동안 고양이 900마리를 대상으로 생식과 화식(익힌 음식) 실험을 했다. 생식을 주로 한 고양이들은 건강한 새끼를 출산했고 질병에 걸리는 일도 거의 없었다. 화식을 주로 먹은 고양이들은 설사와 소화불량을 비롯해 심장 질환, 신장 질환, 폐렴과 뇌 질환 등 각종 질병에 시달렸다. 익힌 단백질은 소화과정에서 노폐물을 많이 만들어 간을 상하게 한다. 대변으로도 유독한 물질이 많이 나온다. 화식한 고양이 대변을 묻은 토양에서는 잡초도 자라지 않았다. 화식한 고양이들에게서는 세대가 거듭될수록 건강하지 않은 고양이가 태어났다. 3대째가 되자 고양이들은 불임 상태가 되었다.

만약 야생동물에게 우리가 먹는 한식 밥상과 비슷한 음식을 매일 먹게 하면 어떤 일이 생길까? 아마 위염과 십이지장염, 대장염, 빈혈, 갑상선 질환, 관절염, 간 질환과 순환기 질환 등 수많은 대사질환이 발생하지 않을까.

어떤 음식이 살아 있는 음식일까?

살아 있는 음식이란 원래 음식에 들어 있는 효소가 활성화한 상태의 음식이다. 자연 상태의 음식이 그렇다. 그러나 42℃ 이상으로 가열하여 조리하면 활성화한 효소는 사라진다. 그렇게 가공 처리한 음식을 우리 몸이 소화하려면 체내 효소를 사용해야 한다. 각종 화학첨가물까지 들었다면 이를 해독해야 하니 효소는 더 많이 필요하다. 그러니 가공식품을 자주 먹는다면, 병에 걸리지 않는 것이 오히려 이상하다고 해야 할 것이다.

앞서 이야기한 고양이 사례와 비슷한 예가 있다. 현대문명을 접하고 식습관과 생활 습관을 바꾼 그린란드의 이누이트 이야기다.

이누이트는 조상 대대로 내려온 전통 생활방식대로 자연에서 먹을 것을 구하고 본능에 충실한 삶을 살아왔다. 그들은 바다에서 잡은 물고기와 고래고기를 먹었으며, 효소가 많은 내장을 살코기보다 더 귀하게 여겼다. 그들은 발효 보존 음식인 키비악kiviak을 만들어 먹었다. 바다표범을 잡아 내장을 빼내고 바다쇠오리 등을 가득 채운 뒤 땅속에 7개월 동안 묻어두었다가 먹는 음식으로, 그들은 발효된 키비악에 든 풍성한 효소가 건강에 매우 중요하다는 걸 잘 알고 있었다. 마치 우리가 된장이나 낫토, 익은 김치 같은 발효식품을 먹듯, 키비악은 이누이트가 즐기는 전통 발효 음식이었다.

하지만 현대문명의 간편함을 알게 되면서 이누이트는 전통 음식 대신 편하고 맛있는 음식을 선택했다. 설탕과 밀가루, 가공 육류 등 우리가 마트에서 편하게 구할 수 있는 음식 재료들을 그들도 사 먹게 된 것이다. 결국 이누이트도 현대인의 고질적인 질병인 각종 심혈관질환과 고혈압, 당뇨병 등의 만성 대사질환에 시달리게 되었다.

고양이와 이누이트의 예에서 보듯이, 식품 효소는 동물에게든 인간에게든 생명체의 건강에 굉장히 중요한 역할을 한다.

우리는 가열 조리한 음식을 주식으로 하고, 가공식품을 정상적인 식품으로 여기며 이러한 음식으로 식사하는 것을 자연스러운 라이프 스타일로 받아들였다. 그러니 각종 첨가물과 환경호르몬의 위험까지 언급하는 것은 어쩌면 사치스러운 지적일 수도 있겠다. 이쯤 되면 건강하게 사는 게 더 이상한 것 아닐까? 나쁜 걸 지속적으로 몸에 넣으면서 건강하기를 기대할 수는 없는 노릇이니까. 그러나 각종 만성질환에 불임과 난임 등으로 생식 능력마저 위협받고 있는 지금, 더 많은 것을 잃기 전에 우리가 무엇을 놓치고 있는지 깨닫고 바로잡아야 한다.

효소와 갑상선, 부신 기능

효소가 부족하면 호르몬을 생산하는 갑상선과 부신 기능에 문제가 생긴다. 갑상선과 부신이 약해지면 극심한 피로를 느끼고, 체온, 혈당, 혈압 조절이 어려워질 수 있다. 이로 인해 감정 기복이 심해지고, 인내심과 끈기가 부족하다는 소리를 듣기도 한다. 두 장기는 예민한 호르몬 기관으로, 그 민감성을 고려해 원활히 기능할 수 있도록 세심한 관리와 지원이 필요하다.

효소가 부족하면 갑상선 호르몬인 T3와 T4가 잘 생산되지 않아 신진대사와 세포 대사에 문제가 생긴다. 전체적인 신진대사 속도가 느려지고 체중이 증가하고 피로감이 매우 커진다. 갑상선 기능저하증으로 이어져 우울증 증상과 피로감이 생기고 기억력이 떨어지기도 한다.

부신은 보조배터리처럼 우리 몸에서 에너지를 생산하는 역할을 한다. 스트레스를 받았을 때 코르티솔을 분비하여 몸이 받는 충격을 완화한다. 효소가 부족해서 호르몬 생산에 문제가 생기면, 스트레스에 취약해지고 극심한 만성피로와 불안과 우울증 증상이 나타날 수 있다.

부신은 전해질 균형에 영향을 미치는 알도스테론aldosterone도 분비하는데, 효소가 부족하면 칼륨과 나트륨의 기본적인 세포 대사 기능에 문제가 생길 수 있다. 칼륨과 나트륨은 세포막의 상태를 건강하게 유지해 산소와 영양소를 잘 흡수하게 하고 다양한 세포들의 소통을 돕는다.

부신피로증후군의 한 증상으로 기립성저혈압이 생길 수 있다. 앉아 있다가 일어날 때 머리가 띵 하고 어지러운 증상이 오는 것이다. 요즘은 기립성저

◦◇◦◇◦◇◦◇◦◇◦◇

혈압이 발생하는 연령대가 매우 낮아지고 있다. 몸과 마음의 에너지를 한계치 이상으로 사용하면 부신이 감당할 수 없게 된다. 스트레스로 내 몸이 상하지 않도록 마음의 건강도 함께 지키는 것이 중요하다.

효소, 부족하면 살찐다

"모든 질병은 효소가 부족하거나 결핍되어 생기는군요. 우리가 먹는 음식은 대부분 익힌 것이고 가공식품도 좋아하니, 결국 고혈압이나 당뇨, 암 환자가 이렇게 많아진 것도 효소 없는 식사를 해왔기 때문인 거네요. 휴… 효소 식사를 하면 문제가 안 생기나요? 요즘 제 주변에는 혈당 체크기를 달고 미리미리 건강을 지키겠다는 사람이 늘었는데, 그런 현상은 어떻게 바라봐야 할까요?"

"우선, 효소가 풍부한 음식을 먹으면 건강에 큰 문제가 생기지 않아요. 먹어야 할 음식을 먹지 않아서 아픈 거니까요. 사실 우리는 혈당 체크기 같은 기계에 의존해 살아갈 필요가 없어요. 그렇게 살아가도록 태어나지 않았죠. 자연에 사는 야생동물은 혈당 체크기나 건강검진 없이도 건강하게 살아가잖아요. 기계가 알려주는 그런 수치에 마음을 쓰기보다는 효소가 충분한 몸을 만들기 위해 노력하는 게 더 옳은 태도예요. 요즘 점점 심각해지는 비만도 마찬가지예요. 살 빼는 방법은 수없이 많지만 성공하는 사람은 많지 않죠. 비만도 효소가 부족해서 온 거예요."

"비만도 효소가 부족해서 왔다고요? 저는 비만이나 다이어트는 또 다른 이야기인 줄 알았어요. 당연히 많이 먹고 운동 안 해서 찐 줄 알았어요. 비만도 효소와 관련 있다니 신기하네요."

살쪘다는 것은 건강하지 않다는 신호다

건강검진 결과 체중이 기준보다 무거우면 살을 빼서 건강을 관리하라는 조언을 듣는다. 의학적으로는 체질량지수BMI 30 이상인 상태를 비만으로 규정한다.

체중이 많이 나가면 먹는 양에 비해 덜 움직여서 그렇다고 생각하기 쉽다. 그래서 덜 먹고 더 많이 움직이는 방향으로 다이어트를 계획한다. 결과는 어떨까? 대부분 실패한다.

우선 이 방법은 비만을 해결할 수 있는 근본적인 접근이 아니다. 살쪘다는 건 건강하지 않다는 신호이니, 어느 날 뱃살이 늘고 허리둘레가 점점 굵어진다면 먼저 신진대사 상태를 체크해야 한다. 지방을 대사하는 장기 상태가 나빠지고 지방 분해 효소가 부족하면 살이 잘 찌는 몸이 된다. 비만 환자의 몸은 효소량이 대체로 부족하다.

미국 매사추세츠주 터프츠대학교Tufts University 데이비드 골턴David Galton 박사는 비만 체중인 11명을 검사한 결과, 지방세포에서 지방을 분해하는 효소인 리파아제가 정상 체중인 사람들보다 부족했다. 살이 쪘다는 건 몸에 리파아제가 부족하다는 뜻이다.

리파아제는 혈관 내 과하게 늘어난 콜레스테롤을 제거하고 혈액을 맑게 만들어준다. 리파아제가 부족하면 살이 찌기 쉽고 혈액순환에도 문제가 생긴다. 지방이 제대로 분해되지 않아 조직과 혈관 곳곳에 쌓인다. 분해되지 않은 지방 때문에 고혈압이나 고지혈증, 심근경색이나 뇌졸중 같은 순환기 질환과 뇌 질환이 일어나기 쉽다.

몸무게가 과도하게 나가는 사람들은 대부분 가열 조리한 가공음식을 과식하는 습관이 있다. 앞서 언급했듯이 익힌 음식을 먹으면 소화효소가 많이 필요하다. 오랜 기간 가공식품을 과도하게 섭취하면 소화효소의 과다 분비로 인해 췌장에 과도한 부담이 가해지고, 이는 내분비 기관 전체의 균형을 무너뜨릴 수 있다. 식욕을 조절하는 호르몬의 분비를 관장하는 뇌의 시상하부는 췌장에 소화효소 분비를 명령하지만, 이러한 과도한 자극이 지속되면 췌장이 점차 비대해질 위험이 있다. 과식한 쥐를 실험한 결과, 쥐의 뇌는 작아지고 췌장은 커졌다. 가열 조리한 가공식품은 영양소 손실, 첨가물, 그리고 섬유질 부족 등으로 인해 장기간 섭취하면 내분비기관과 소화기관에 부담을 줄 수 있다가열 가공한 음식은 비타민과 미네랄도 거의 없다. 비타민과 미네랄, 아미노산은 신진대사에 필요한 효소의 원료로, 이를 조효소라고 한다. 조효소(코엔자임)는 효소(엔자임)를 돕는 보조 역할을 하며 효소는 조효소와 함께 작용한다.

비타민과 미네랄이 풍부한 음식을 섭취해야 리파아제가 충분히 활성화되어 지방이 원활히 분해되고 체중을 감량하기도 쉬워진다. 이는 내분비기관에도 마찬가지로 중요하다. 효소가 부족하면 갑상선, 부신, 뇌의 시상하부, 췌장 등 주요 내분비기관뿐만 아니라 소화기관 전반에도 문제가 발생할 수 있다.

몸에 지방이 쌓이지 않게 하는 식사

효소가 풍부한 식사는 곧바로 몸무게를 변하게 한다. 생식이 주식인 사람들은 조금 마른 듯이 보인다. 지방이 몸에 쌓이지 않기 때문이다.

돼지에게 날감자를 주었을 때와 익힌 감자를 주었을 때를 비교해보니 몸무게가 확연히 달랐다. 익힌 감자를 먹은 돼지는 몸무게가 급격히 늘어났다. 날감자를 먹은 돼지는 몸무게 변화가 없었다.

효소가 풍부한 식사를 하면 내분비기관이 활발해지고 불필요한 지방이 분해된다. 살이 쪘다는 것은 효소가 부족한 식사를 하고 있다는 뜻이다. 칼로리 계산은 무의미하다.

물론, 고칼로리 가공식품을 먹으면 저칼로리 음식을 먹을 때보다 더 살이 찐다. 그렇다고 칼로리가 낮은 가공식품을 먹으면 당장은 살이 빠지는 듯하지만, 근본적인 해결이 아니기에 어느 때든 요요현상이 올 수 있다. 우리 몸은 잘못된 행동에 대해 반드시 그 대가를 치르게 한다는 사실을 잊지 말아야 한다.

칼로리를 따지기보다는 효소가 풍부한 음식인지 아니지를 분별하는 것이 더 중요하다. 몸이 효소를 충분히 분비하면 스스로 불필요한 지방을 제거하고 적정 체중을 유지하게 해준다. 효소가 풍부한 음식은 과도하게 먹지 않는 한 살이 찌지 않는다. 또 효소가 풍부한 음식은 과식하기가 어렵다. 과일과 채소를 과식하는 일은 밥과 고기를 과식하는 일에 비해 훨씬 어렵다. 단, 과일의 효소를 잘 흡수하려면 식후가 아닌 식전에 먹어야 한다는 사실을 잊지 말자.

효소의학에서는 다양한 효소를 비만 치료에 사용한다. 과체중인 사람 몸에는 모든 효소가 다 부족한 상태다. 효소 요법에 관한 연구와 저술로 유명한 미국의 앤서니 치초크Anthony J. Cichoke 박사의 『효소치료 전서*The Complete Book of Enzyme Therapy*』에는 아밀라아제와 프로테아제, 리파아제를 이용해 비만을 해결하는 내용이 있다. 이 책에서 그는 다양한 효소를 보충함으로써 신진대사를 활성화할 수 있다고 주장한다.

효소치료에는 단백질 분해효소의 일종인 프로테아제를 많이 사용한다. 파파야의 파파인papain과 파인애플의 브로멜라인bromelain은 과일에서 추출한 대표적인 식물성 프로테아제다.

스트레스와 효소

스트레스를 받으면 우리 몸의 신진대사는 곧바로 영향을 받는다. 예를 들면, 중요한 시험이나 결과를 앞두고 몸이 떨릴 정도로 긴장하면, 체하거나 배가 아픈 경우다. 이렇게 소화기관만 스트레스를 받는 것이 아니라 혈당과 혈압이 상승하고 심장박동이 증가한다. 스트레스가 호르몬과 효소에도 영향을 미치는 것을 알 수 있다.

특히 만성적인 스트레스는 일시적인 스트레스보다 효소에 더 큰 변화를 일으킨다. 스트레스가 계속되면 부신에서 코르티솔 호르몬이 지나치게 분비되고, 코르티솔 수치가 너무 높으면 소화효소 생산이 줄어들어 영양소가 잘 흡수되지 않는다.

스트레스를 받으면 활성산소와 염증 수치도 함께 증가한다. 활성산소는 몸속 구석구석을 공격하여 세포막과 혈관 등을 딱딱하게 만들어 제 기능을 하지 못하게 만든다. 그러면 몸은 활성산소를 중화시키기 위해 글루타치온 같은 다양한 항산화물질을 만들어내는데, 이때 또 효소 사용이 늘어난다.

이처럼 만성 스트레스는 효소 고갈로 이어져 전반적인 신진대사 기능을 확연하게 떨어뜨린다. 소화와 배설에 문제가 생기고 해독 능력과 면역력이 저하되는 등 여러 질병이 나타날 수 있는 환경이 된다.

효소가 충분한 몸, 병이 없는 몸을 만들기 위해서는 반드시 나만의 스트레스 해소법이 필요하다. 복식호흡이나 명상, 숙면을 위한 반신욕이나 족욕, 스트레칭, 긍정적인 마음가짐 등 다양한 마음 해독법과 마음 건강법을 활용해보는 것이 도움이 된다.

효소, 독소를 제거한다

"아픈 사람은 모두 효소가 부족하다는 뜻이죠? 효소가 충분하면 고혈압이나 당뇨병, 암이나 치매 같은 병도 나을 수 있나요?"

"모든 질병은 신진대사 기능이 떨어졌을 때 찾아와요. 그게 효소 부족 상태라고 할 수 있지요. 특히 독소가 많으면 효소가 빨리 고갈돼요. 그래서 우리 몸은 독소를 제거하는 일에 많은 효소를 사용하지요. 신진대사를 방해하는 게 독소니까요. 효소가 충분하다 해서 모든 질병이 낫는다고 말할 수는 없어요. 몸이 건강하기 위해서는 다른 조건들도 맞아야 하니까요. 하지만 효소가 부족하면 어떤 질병도 낫기 어렵다는 건 확실해요."

모든 염증의 시작은 독소다

몸에는 매 순간 세포 단위부터 독소가 쌓인다. 독소가 배출되지 않으면 신진대사에 치명적인 문제가 생긴다. 대사에 이상이 있는데도 아무런 조치도 취하지 않으면 염증과 다양한 증상에 시달리게 되고 급기야 질병에 걸린다. 모든 염증의 시작은 독소다. 독소 유무는 염증 유무로 확인하면 된다. 따라서 염증 없는 몸, 독소 없는 몸을 위해서는 반드시 해독이 필요하다.

우리 몸은 영양 흡수만큼이나 해독에 초점을 맞추고 있다. 영양을 흡수하고 나면 반드시 해독 시스템이 독소를 제거하기 위해 작동한다. 체내에 쌓인 노폐물을 없애려 우리 몸 전체는 조화롭게 움직인다.

아침이 되면 대변으로 노폐물을 내보낸다. 눈에 이물질이 들어오면 눈물로 내보낸다. 땀을 통해서도 노폐물을 내보낸다. 폐는 노폐물인 이산화탄소를 호흡으로 내보낸다. 혈액은 신장의 사구체絲球體를 지나가면서 여과되는데, 이때 혈액에 쌓인 독소가 몸 밖으로 빠져나간다. 사구체라는 이름은 신장 겉질부의 모세혈관이 마치 '실을 감아 만든 공' 같이 생겨서 붙여졌다. 신장은 정수기 역할을 하는데 평생 필터 한번 바꾸지 않아도 노폐물을 수시로 걸러낸다. 그러나 노폐물이 너무 많이 생기면 사구체 여과율이 점점 떨어진다. 나중에는 신장 투석까지 해야 하는 상황이 생긴다.

불필요한 지방과 지방에 쌓인 독소는 대사 효소 작용으로 림프순환을 통해 몸 밖으로 빠져나간다. 이처럼 우리 몸은 해독하기 위해 다양한 방법을 동원한다.

대사 효소는 독소를 해독한다

해독에 관여하는 체내 효소는 대사 효소다. 대사 효소는 몸에 쌓이는 노폐물을 내보내고 독소를 해독한다. 세포 수준에서 활동하는 대사 효소 중 몇 가지가 밝혀졌으며, 대표적인 세포 대사 효소는 몸속 활성산소를 제거하는 항산화효소다.

활성산소reactive oxygen species, ROS는 세포 안팎에서 늘 생겨나는 불안정한 산소로, 안정된 구조를 갖추기 위해 주변의 다른 원소와 결합하는 산화력이 강한 산소다. 활성산소가 생기는 이유는 자동차 엔진이 돌아가면 배기가스가 생기는 것과 같다. 일종의 대사 노폐물이다.

세포 내 소기관 미토콘드리아는 에너지를 만들어내 흔히 '세포 발전소'라고 부르는데, 미토콘드리아가 일할 때 활성산소가 나온다. 그러니까 미토콘드리아는 자동차 엔진이고 활성산소는 배기가스인 셈이다. 온몸의 세포에서 미토콘드리아가 에너지를 만들어내니 활성산소도 몸 전체에서 생겨난다.

그렇다고 활성산소가 무조건 나쁜 것은 아니다. 적당한 양의 활성산소는 세균과 바이러스를 제거하는 긍정적인 작용도 한다. 하지만 모든 게 그렇듯 과하면 문제가 생긴다. 활성산소가 과다하면 백혈구나 정상세포를 공격한다. 세포막을 산화시켜 산소와 영양소가 잘 공급되지 못하게 한다. 활성산소가 유전자를 공격하면 세포 재생능력이 사라져 관절염이나 백내장 같은 퇴행성 질환이 생긴다. 신경을 공격해 염증을 일으키고 심지어 뇌와 척수에 악영향을 미치는 만성 염증성 질환인 다발성경화증을 일으키기도 한다. 암세포도 활성산소가 몸에 너무 많이 축적된 결과다. 암뿐만 아니라 당뇨병과 고혈압, 심혈관질환 역시 활성산소와 큰 관련이 있다.

활성산소를 중화시키는 다양한 효소 시스템

인체는 이처럼 거의 모든 세포를 공격하는 활성산소를 가만히 내버려두지 않는다. 인체는 활성산소를 중화시키는 다양한 효소 시스템을 갖추고 있다. 바로 세포 해독제로 알려진 항산화효소로, 슈퍼옥사이드 디스뮤타아제SOD, 카탈라아제, 글루타치온 등이 대표적이다.

SOD는 그 이름만큼이나 해독 능력이 탁월해 1초에 10만 개의 활성산소를 매우 빠르게 중화시킨다. SOD는 면역 미네랄로 알려진 구리, 아연, 망간을 원료로 한다. 이처럼 미네랄은 조효소 역할을 하기에 반드시 필요하다.

카탈라아제는 SOD가 활성산소를 중화시킨 후 한 번 더 활성산소를 분해하며, 1초에 9만 개의 활성산소를 처리하는 것으로 알려졌다. 뛰어난 항상화효소인 카탈라아제의 구성 원료는 철과

망간이다.

세 개의 아미노산으로 이뤄진 글루타치온 효소 역시 독성이 강한 활성산소를 중화시키는 강력한 세포해독 효소다. 간 기능을 개선하고 간세포를 보호하는 효소로 영양제 이름으로 사용되며 유명해졌지만, 원래 우리 몸에 있는 해독 효소다. 특히 해독 중심 장기인 간세포에서 활동하며, 간에 생긴 수많은 활성산소를 분해해 담즙으로 배설시킨다. 그 외에도 세포벽과 세포막을 보호한다. 세포막을 구성하는 콜레스테롤과 지방산을 보호해 핵산과 단백질이 손상되지 않도록 유지해준다.

알파리포산과 코엔자임 큐텐, 코큐텐CoQ10 역시 우리 몸에서 만들어지는 항산화 영양소이다. SOD, 카탈라아제, 글루타치온과 함께 항산화 네트워크를 이루어 몸속 독소를 제거한다. 알파리포산은 전문의약품이나 영양제로 만들어지는데, 그만큼 효과가 강력하기 때문이다. 국내에서는 당뇨병성 다발성경화증에 도움이 된다고 처방하는 전문의약품이다. 해외에서는 건강기능식품으로 판매하고 있다.

해독이 잘되지 않는 몸은 건강을 보장할 수 없다. 세포와 조직 수준에서 발생하는 활성산소를 얼마나 잘 제거하느냐에 따라 건강이 결정된다. 신진대사가 활발한 몸을 만들고 싶다면 무엇을 얼마나 잘 먹을지보다는 얼마나 더 잘 해독할지에 관심을 가져야 한다. 무병장수의 삶을 원한다면 우리 몸의 해독에 주목해야 한다.

간 해독은 해독 효소가 담당한다

간은 우리 몸에 생긴 독소의 약 70%를 해독하는 매우 중요한 장기다. 간에서 일어나는 해독은 두 단계로 이루어진다. 1단계는 독소 변형, 2단계는 독소 배출이다. 마치 빨래할 때 애벌빨래로 때를 불리고 본 빨래로 때를 없애는 것과 비슷한 이치다.

1단계인 독소 변형 단계에서는 독소를 다른 분자와 결합하기 쉬운 상태로 바꾼다. 이 단계에서 필요한 것이 사이토크롬P450CYP450 효소다. 이 효소는 간에서 수용성 물질로 바뀌어 산화, 환원, 가수분해 등 모든 과정에 작용한다.

2단계는 독소 배출 단계다. 이 단계에서 작용하는 주요 효소는 글루타치온-S-트랜스퍼라제Glutathione S-Transferase, GST, 글루쿠로노실 트랜스퍼라제UDP-Glucuronosyltransferase, UGT, 설포트랜스퍼라제Sulfotransferase, SULT 등이다.

GST는 세포 내의 유해 물질을 해독하고 제거한다. 글루타치온이라는 항산화제와 결합해 독성을 중화시키고 배출되기 쉬운 반응을 촉진한다. UGT는 다양한 물질을 글루쿠론산과 연결해 물에 잘 녹게 만든다. 간뿐만 아니라 다른 장기에서도 이루어지는 해독과정에 매우 중요한 효소다. SULT는 호르몬이나 약물대사에 관여하는데, 독성이나 약물이 물에 잘 녹게 하는 대사를 담당한다.

이외에도 해독이 이루어지는 과정에 수많은 효소가 관여해 독소를 무독성

◦◇◦◇◦◇ ◦◇◦◇◦◇

물질로 바꾸어 소변이나 담즙으로 내보낸다. 이런 효소는 결국 간에 필요한 다양한 원료가 있어야 잘 만들어진다. 간은 해독을 위해 비타민 B군, 비타민 C, 비타민 E, 셀레늄, 마그네슘, 글리신, 글루타민, 시스테인 같은 다양한 영양소가 필요하다.

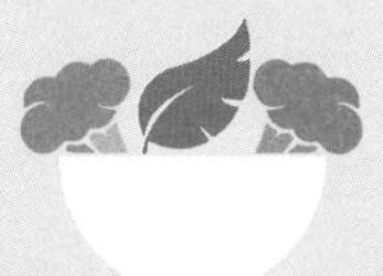

효소, 면역력을 올린다

"몸에 쌓인 독소를 다 없애면 병에 안 걸리나요? 몸이 깨끗하게 되어도 왠지 그것만으로 충분하지 않을 것 같은 느낌이 들어요. 면역력이 떨어지고 암에 걸린 사람한테도 효소가 도움이 될까요? 암 환자가 많은 우리 가족을 생각하면 여전히 불안해요."

"독소를 제거해도 신진대사 기능이 제대로 이루어지지 않는다면 분명히 문제가 되겠지요. 그런데 효소는 독소 제거와 동시에 몸의 모든 영역이 잘 돌아가게 도와줘요. 몸이 잘 돌아간다는 말은 웬만한 질병에는 스스로 대처할 면역력이 생긴다는 거예요.

요즘 암과 아토피, 류마티스성 관절염이나 루푸스, 베체트병 같은 자가면역질환이 많은 것도 면역 영역이 잘 유지되지 않아 생긴 문제지요. 효소가 충분히 채워지면 이런 질환에서 벗어날 수 있습니다."

효소는 항균, 항염, 항암에 효과 있다

대사 효소는 신진대사 영역 중 매우 중요한 면역에도 작용한다. 효소 자체가 면역력에 곧바로 도움이 된다. 앞에서도 강조했듯이 효소는 항균, 항염, 항암 효과가 있다. 침에 포함된 효소는 살균 작용을 하며, 우리 입 안의 침 역시 항균 효과를 발휘한다.

인체의 청소부 역할을 하는 백혈구에서만 작용하는 효소도 수십 가지로 추정한다. 효소학 분야의 저명한 연구자인 미국국립보건원NIH의 윌 스타터Will Starter 박사는 백혈구에 작용하는 효소에 소화효소인 아밀라아제와 프로테아제, 리파아제도 포함되어 있음을 밝혀냈다. 이들 소화효소는 췌장에서 분비된 것과 같아 효소가 한 군데서만 작용하는 것만이 아님을 시사한다.

그렇다면 왜 백혈구에서 소화효소가 발견된 걸까?

음식이 소화되는 동안 다양한 부산물 찌꺼기가 나온다. 탄수화물, 단백질, 지방 찌꺼기들을 한 번에 깔끔하게 제거하기 쉽지 않다. 남은 소화 부산물은 혈액을 돌면서 알레르기나 염증을 일으킬 수 있기에 백혈구 내에 있는 소화효소들이 부산물을 제거하는 작용을 하는 것이다. 백혈구는 죽은 세포나 노화 세포도 처리한다. 덕분에 피는 맑아지고 혈액순환이 원활해진다. 이처럼 우리 몸은 노폐물을 아주 다양한 방식으로 처리하고 면역력을 올린다.

백혈구에는 면역 효소가 있다

효소는 백혈구가 병원체와 암세포에 맞설 다양한 수단도 제공한다. 백혈구에는 대식세포macrophages(주로 병원체 처리)와 NK세포natural killer cells(주로 바이러스에 감염된 세포와 암세포 처리), 면역 효소인 그랜자임granzyme과 퍼포린perforin이 있다.

그랜자임은 면역세포인 T세포나 NK세포가 만들어내는 단백질 분해효소다. 퍼포린은 구멍을 뚫는다는 이름 뜻 그대로 그랜자임이 일을 잘 처리할 수 있도록 병원체의 세포막에 구멍을 뚫어주는 효소다. 이들 효소는 합동작전으로 암세포나 세균, 바이러스 같은 병원체 속으로 들어가 병원체가 스스로 사멸하게 만든다. 한마디로 우리 몸을 외부 적들로부터 보호하는 신체 방위군인 셈이다. 몸에 효소가 부족하면 이러한 백혈구 병력은 제대로 만들어지지 않는다. 백혈구가 무기력해지면 면역력은 떨어진다.

효소는 항체 형성을 돕는다

바이러스에 대항하는 항체를 만드는 힘도 효소에 달려 있다. 연구에 따르면, 인체는 10억 개의 각기 다른 표적을 인식할 수 있는 항체를 만들어낸다고 한다. 전염병 예방을 위해 백신을 접종하지만, 백신은 진정한 바이러스 치료제라고 볼 수 없다. 인체가 미리 특정 바이러스를 경험하게 함으로써 항체를 만드는 것에 불과하기 때문이다. 인체는 처음 보는 바이러스를 제거하기 위해 그에 맞는 항체를 곧바로 생성하는 능력이 있다.

따라서 전염병을 이기는 힘도 내 몸이 항체를 얼마나 잘 만드느냐에 달려 있다. 효소의 보조역할을 하는 조효소 비타민 C의 경우, 면역력에 큰 도움을 주며 항균, 항염, 항암, 항바이러스 기능을 한다. 암세포의 성장과 혈관이 새로 생기는 것을 막고, 암세포를 직접 사멸시키기도 한다. 또한 면역 효소로 작용하는 인터페론을 늘려주며, 항체 형성을 돕고 면역 단백질을 만드는 데도 기여한다. 면역세포인 NK세포의 활동력을 높이기도 한다. 비타민 C가 풍부한 음식을 먹는 것은 면역력을 끌어올리는 효소 식사다.

결론적으로 다양한 면역질환은 효소가 풍부한 식사로 개선할 수 있다. 자가면역질환이나 암에 걸렸거나 이런 질환에 걸릴까 걱정된다면, 백혈구에 효소 무기를 충분히 제공하는 방법을 실천하는 것이 좋다. 효소가 풍부한 음식을 먹는 것이다. 식이요법으로 말기 암을 극복한 사람들이 공통으로 먹은 것은 신선한 과일과 채소다. 면역질환이 있다면, 백혈구를 돕는 효소를 많이 섭취하는 것이 치유의 지름길일 수 있다.

침은 뱉는 게 좋을까?

침(타액)은 소화계에서 매우 중요한 역할을 한다. 침을 퉤! 하고 뱉는 것은 비싼 보약을 버리는 것과 같다.

침의 가장 중요한 역할은 아밀라아제로 탄수화물을 소화하는 것이다. 예부터 밥을 꼭꼭 씹어 먹으라고 했다. 이는 턱의 근육과 연결된 뇌 인지능력을 발달시키기 위해서만은 아니다. 그것은 부차적인 효과다. 더 중요한 이유는 침에 포함된 아밀라아제가 생명 유지에 필수적인 포도당을 분해하는 데 중요한 소화효소이기 때문이다.

그러니 입에 넣은 음식물을 몇 번 씹고 바로 삼키기보다는 50번, 100번 씹어서 죽이 되게 해서 삼키는 것이 가장 좋다. 침과 함께 잘 섞인 음식은 식도나 위로 잘 넘어가고 위에서도 힘들지 않게 다음 소화작용을 돕는다.

침은 매우 뛰어난 살균제이기도 하다. 음식과 함께 들어온 세균이나 바이러스, 곰팡이 등 다양한 미생물을 일차적으로 살균한다. 또 중화제 역할도 한다. 산성 음식을 중화해 치아 에나멜 부식을 막기도 한다. 햄버거나 치킨을 먹더라도 50번 이상 꼭꼭 씹어서 침과 잘 섞이게 해서 삼키면 많은 독소가 중화된다. 천천히 잘 씹어먹으며 소식하면 몸에 좋지 않은 음식의 위험도도 낮출 수 있다는 뜻이다. 햄버거를 좋아한다면 한 입에 넣는 양을 적게 해서 꼭꼭 씹어먹는 게 좋겠다.

침은 구강 점막을 보호하고 구강 내 상처를 치유하는 역할도 한다. 침에는 상처를 치유하는 성분이 들어 있다. 입 안에 상처가 있다면 침이 많이 나오게 해서 빨리 낫게 만들겠다고 생각하자.

마지막으로 침은 우리의 생명력을 유지하는 매우 소중한 자산이다. 한의학에서는 침을 옥천(玉泉)이라고 부르며, 오늘날의 백신과 같은 약효를 갖고 있는 것으로 간주하기도 한다. 그러므로 침은 웬만하면 뱉지 말고 잘 삼키는 것이 좋다.

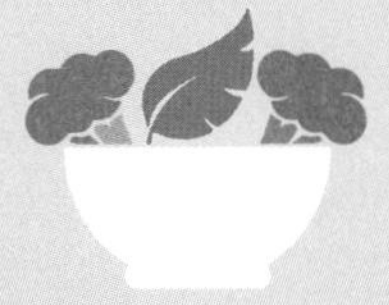

효소, 혈액순환을 돕는다

"효소가 풍부한 식사가 면역질환을 빠르게 해결하는 방법이라고 하셨는데, 백혈구에 면역 효소가 충분하면 아토피 증상도 좋아질 수 있나요? 우리 반 아이들 3분의 1 정도에게 아토피와 알레르기가 있거든요. 우리 엄마는 고지혈증과 당뇨 전 단계인데, 효소 식사를 하면 몸이 나아질까요?"

"그럼요. 몸에 효소가 충분하면 면역력이 올라가고 혈액이 맑아져요. 아토피와 알레르기를 피부병으로만 생각하는 사람이 많은데, 사실은 피부밑을 흐르는 혈액에 문제가 있는 거예요. 고지혈증이나 당뇨 전 단계는 혈액에 지방과 당분이 많은 상태이고요. 그러니 무엇보다 혈액을 맑게 하고 혈액순환을 잘되게 하는 것이 중요하지요.

당뇨가 무서운 이유는 혈관질환 같은 합병증으로 이어지기 때문이에요. 혈관질환은 동맥경화, 심근경색, 뇌졸중, 뇌경색, 치매, 파킨슨 같은 큰 병으로 진행될 수 있어요. 피를 맑게 하고, 원활하게 순환하게 하려면 효소의 힘이 필요하답니다."

효소는 혈액을 맑게 해준다

체내 효소는 피를 맑게 하고 혈액순환을 좋게 한다. 미국 스탠퍼드 의과대학 연구자들은 동맥경화 환자들의 혈장(혈액의 액체 성분)에 리파아제가 심각하게 부족한 것을 확인했다. 지방 대사가 잘되지 않는 사람들도 리파아제가 부족했다. 지방 대사와 혈액 내 지방량에 문제 있는 사람들에게 리파아제를 투여하자 지방 대사가 곧바로 좋아졌다. 혈류 흐름이 개선되고 혈액이 맑아졌는데, 혈액에 있는 노폐물이나 지방 찌꺼기 같은 것을 리파아제 효소가 분해했기 때문이다.

리파아제 효소는 미세혈전을 용해하고 큰 혈전이 생기는 걸 막아준다. 혈액순환이 좋아지면서 산소와 영양소 역시 원활하게 공급되자 혈관질환으로 인한 통증이나 붓기가 줄어들었다. 효소는 산화된 콜레스테롤도 분해하여 피를 맑게 만들어준다.

이처럼 혈액순환이 원활해지면 몸 전체의 신진대사가 눈에 띄게 좋아진다. 말초혈관까지 혈액이 잘 돌면서 모든 세포에 산소와 영양소가 잘 공급된다. 혈액의 당 수치는 안정적으로 조절된다. 당뇨와 그로 인한 당뇨병성 말초신경병증과 동맥경화, 뇌경색 같은 합병증도 예방된다.

효소의학의 연구에 따르면, 낫토에 들어 있는 낫토키나아제는 항응고 작용과 혈액순환에 도움이 된다. 혈액순환을 좋게 하고 심혈관질환을 예방하고 싶다면 낫토를 자주 먹는 것도 좋은 방법이다.

날고래고기를 먹었던 에스키모인들은 콜레스테롤 수치가 높은 음식을 먹었음에도 심혈관질환이 발견되지 않았다. 오늘날 의학 기준으로 본다면, 콜레스테롤 수치가 높으니 콜레스테롤저하제를 먹어야 한다고 처방받았을 것이다. 그러나 에스키모인들이 섭취한 효소 음식은 그들의 혈관을 막지 않았다.

미국영양학회American Society for Nutrition의 2015년 '식생활 가이드라인Dietary Reference Intakes, DRIs'에 따르면, 콜레스테롤 수치가 높은 사람이 심혈관질환에 걸린다는 가설의 유의성을 발견하지 못했다. 오히려 콜레스테롤 수치가 낮은데도 염증 수치가 높은 사람들이 심혈관질환에 걸린다는 점을 확인했다. 따라서 콜레스테롤 수치와 심혈관질환이 무관하다는 결론을 내렸다. 문제는 콜레스테롤이 아니라 염증임을 보여준다. 효소가 충분히 활성화된 몸은 염증을 억제하여 질병에 걸릴 가능성을 낮춘다.

효소가 충분한 식사로 피가 맑아진 사람들은 몸의 변화를 확실하게 느낀다. 효소 식사를 사흘 정도만 계속해도 속이 편하고 소화가 잘되는 것을 체감한다. 아침에 잠에서 깨어났을 때 피로감이 적어 바로 활동할 수 있게 된다. 어깨결림이나 두통이 줄어들고 탈모가 개선되는 사례도 있다. 30년 동안 계속된 불면증이 2주 효소 식사만으로 사라진 사례도 있다. 몸이 변화하는 방식과 그 양태는 사람마다 개인차가 있지만, 많은 사람이 몸 상태의 긍정적인 변화를 확실히 경험한다.

대사 효소는 세포를 재생하고 균형을 잡는다

사람의 몸은 날마다 수천만 개의 세포를 만들어낸다. 건강한 세포, 돌연변이 세포, 암세포 등 우리 몸은 살아 있는 동안 멈추지 않는 세포공장인 셈이다.

세포를 만드는 데도 대사 효소가 작용한다. 세포의 재생과 분열이 잘못되면 문제가 생기고 암세포가 생긴다. 효소가 부족하면 세포 재생에도 문제가 생긴다. 나이가 들면 상처가 잘 아물지 않고 멍이 쉽게 사라지지 않는다. 효소가 부족하면 상처 난 피부가 잘 재생되지 않는다. 건강한 세포로 새 몸을 만들고 싶다면 효소를 충분하게 채우는 것이 중요하다.

우리 몸은 스스로 산과 알칼리를 조절한다. 이 역할을 대사 효소가 한다. 대사 효소는 산과 알칼리 균형을 맞춰 몸이 산성 체질이 되지 않게 한다.

당분이 든 음료수나 고기를 많이 먹으면 몸이 산성화한다. 대사 효소는 산성 체질이 되지 않도록 뼈에서 칼슘을 빼내 혈액 균형을 맞춘다. 신진대사를 위한 체내 균형에는 전해질과 호르몬

균형도 매우 중요하다. 효소가 충분한 식사를 한 사람은 호르몬 균형도 원활하다. 완경도 느리게 오고 갱년기 증상도 덜하다. 노화로 인한 몸의 변화가 더딘 편이다. 우리 몸속 효소들이 알아서 균형을 맞추는 것이다.

사실 우리 몸속 대사 효소의 종류나 작용은 아직 일부분밖에 밝혀지지 않았다. 이름조차 붙이지 못한 효소가 매우 많다. 일부 효소의 작용을 밝혀낸 연구 결과에 따르면, 단 1분 동안 무려 3,600만 번이나 반응을 일으켰다. 하루 24시간 그리고 평생 내 몸에서 일어나는 효소 작용은 상상력을 아무리 동원해도 다 이해할 수 없는 수준이다. 영양소나 수치에 대한 관심도 중요하지만, 그보다 더 주목해야 할 것은 내 몸을 위해 끊임없이 작용하며 생명을 유지하는 효소의 힘, 즉 효소 에너지일 것이다.

똑똑한 효소 강화 식사법

"이렇게 나를 위해 일해주는 효소의 힘을 느껴보고 싶네요. 효소 에너지가 충분해지려면 어떻게 해야 할까요? 삼시세끼 생식만 해야 할까요? 그건 아무래도 실천하기 어려울 것 같은데요."

"효소의 힘이 얼마나 중요한지 알았다면 스스로 할 수 있는 것부터 조금씩 해나가면 돼요. 제가 몇 가지 방법을 알려드릴게요. 실천하면서 조금씩 늘려가면 돼요. 단, 멈추지 않는 것이 중요해요. 질병은 효소 부족, 효소 결핍에서 온다는 걸 꼭 기억하면 됩니다."

효소 식사법은 몸을 살린다

효소가 충분한 식사법은 말기 간경화도 이겨내게 만드는 기적 같은 효과를 발휘하기도 한다. 사찰음식 명장으로 알려진 선재 스님은 병원에서 간경화 말기 진단과 함께 여명이 몇 개월 안 남았다는 선고를 받았다고 한다.

스님은 마음을 새롭게 하고 자연의 음식을 먹기 시작했다. 자연 그대로의 맛과 향을 살려 제철 밥상을 차렸다. 최소한의 양념으로 음식 재료의 효소를 지켰다. 간은 다시 생기를 얻고 몸은 점점 회복되었다. 스님 몸을 살린 음식은 신선한 과일과 채소, 제철 나물과 된장 같은 발효 음식이다.

세계적인 리더들의 주치의였던 신야 히로미도 'ㅁ리클 엔자임 Miracle Enzyme(기적의 효소)'을 강조하며 효소가 충분한 식사를 적극 권장했다. 대장 내시경을 이용한 폴립 절제술로도 유명한 그의 치료를 받은 암환자들은 암이 재발하지 않았는데, 효소가 충분한 몸을 만드는 식사법을 실천한 덕분이다.

독일에서 말기 암을 식사법으로 치료한 막스 거슨도 사과와 여러 종류의 채소로 만든 즙을 날마다 여러 잔씩 마시게 했다. 자연의 생명이 담긴 효소 식사는 시한부 인생을 선고받은 말기 환자들의 꺼져가는 생명도 되살려준다. 이는 인간의 몸이 지닌 회복력이 얼마나 강력한지 보여주는 사례다.

헬렌과 스콧 니어링, 신야 히로미, 거슨, 조엘 펄먼 등 무병장수의 삶을 산 사람들이 실천한 효소 식사법에는 다음 몇 가지 공통점이 있다.

첫째, 아침 식사는 과일 식사

아침은 식욕이 덜하고 대소변을 배출하는 시간이다. 해독 작용이 활발하며 소화기관이 쉬면서 원기를 회복하는 시간이다. 이때는 소화효소가 많이 필요한 밥이나 빵, 고기나 우유 같은 음식보다는 수분이 많고 효소가 풍부한 음식이 좋다.

아침에 일어나서 미지근한 물 한 잔을 마신다. 레몬수나 숭늉도 좋다. 30분 후 과일로 식사한다. 과일 대부분은 90%가 수분이고 10% 정도가 당분과 섬유질이며 비타민과 미네랄, 식물영양소와 효소가 풍부하다. 소화효소를 덜 분비하게 하고, 해독 작용을 위해 애쓰는 간과 장에게 소중한 효소 에너지를 보충해준다.

둘째, 점심은 채소와 해조류를 곁들인 한식 또는 자유식

점심 식사 전에 물 500mL 정도를 마시고 식전 과일을 조금 먹는다. 30분 후 신선한 채소와 해조류, 버섯류를 곁들인 한식을 먹는다. 콩을 넣어서 밥을 하면 식물성 단백질을 보충할 수 있다.

직장에 있거나 외부 일정으로 신선한 음식을 먹지 못하는 상황이라면 최대한 꼭꼭 씹어서 천천히 먹는다. 침 속 효소가 소화를 돕는 것은 물론, 살균작용을 하고 혈당을 천천히 오르게 해 찌꺼기가 적게 만들어지도록 한다. 입 안의 음식물을 50번씩 씹는다는 목표로 음식 한 숟가락을 입에 넣은 뒤 숟가락과 젓가락을 식탁에 내려놓는 것도 좋은 방법이다. 젓가락을 들고 있으면 음식을 계속

집어 먹게 된다.

여유 있게 식사한다. 천천히 먹으면 평소 식사의 약 70% 정도만 먹어도 포만감이 든다. 적게 먹고 꼭꼭 씹어 먹는 식사는 몸에 독소가 많이 쌓이지 않게 한다. 식전에 물을 마시는 것도 해독에 도움이 되니 기억해두자.

셋째, 오후 4시는 효소 간식

간식은 행복한 느낌이 들게 한다. 행복한 느낌은 행복 호르몬을 분비시키며, 체내 효소의 양을 늘려주고 면역력과 신진대사를 활발하게 한다.

오후에 먹는 간식 역시 체내 효소의 양을 늘려주는 음식이 좋다. 사과 1개나 상당 분량의 과일, 좋아하는 채소를 넣은 샐러드, 아몬드 같은 견과류를 30g 정도 먹으면 좋다. 아몬드를 기준으로 하면 약 20여 알 정도이다.

차를 마시며 여유를 갖는 습관도 좋다. 단, 타닌tannin이 든 녹차나 카페인이 많은 커피는 위장 점막에 부담을 주니 피하는 것이 좋다.

넷째, 저녁 식사는 가볍게, 효소가 풍부하게

저녁에는 잠들기 전까지 몸을 최대한 이완시키는 것이 중요하다. 하루 내내 교감신경의 활성으로 긴장하고 수축한 근육을 풀어줄 필요가 있다. 몸을 이완시키는 시간대이니 저녁도 소화효소를 심하게 자극하지 않는 음식으로 먹는다.

회식이나 모임이 잦다면 건강을 위해 모임 횟수를 조절하는 것도 필요하다. 그러기 어렵다면, 함께 건강한 음식을 찾아 먹는 건강한 모임을 설계하는 것도 대안이 될 수 있다. 어쩔 수 없는 회식이나 모임이라면 음식을 꼭꼭 씹고 적은 양을 먹음으로써 효소 소모를 최소화하는 것이 좋다.

집에서 저녁을 먹을 때는 오후 8시 이전에 마치는 것이 좋다. 저녁 식사 전에도 점심 때처럼 물 500mL 정도를 마신다. 블루베리나 딸기 같은 저당도 과일이나 생고구마, 채소 샐러드, 혹은 올리브오일을 두른 채소볶음 정도를 가볍게 먹는 것이 좋다. 단백질을 꼭 먹어야 한다면, 중금속에서 안전한 생선이나 항생제를 맞지 않은 닭이 낳은 계란을 한 개(50g 정도) 정도 먹는 것이 좋다.

들기름이나 올리브오일, 아마씨유나 견과류 등의 좋은 기름을 활용한 요리는 적게 먹어도 배가 부른 느낌을 줌으로써 과식을 방지하는 효과가 있다. 세포막에 꼭 필요한 지방을 제공함으로써 세포막 투과성이 올라가 세포 기능과 미토콘드리아의 에너지 대사 기능이 좋아진다.

저녁 식후에는 부교감신경을 활성화하는 간단한 움직임이 도움이 된다. 간단한 스트레칭이나 족욕이나 반신욕, 산책, 명상이나 복식호흡 등이다.

다섯째, 외식과 배달 음식은 똑똑하게

도시에 사는 현대인들은 외식이나 가공식품을 피해서 살기가 매우 어렵다. 식생활 원칙을 고수하며 혼자 식사하는 것도 방법이겠지만, 그러기 어려운 상황이 많으니 외식 후에는 반드시 해독하는 습관을 들이자. 나쁜 게 들어왔다면 그만큼 좋은 것으로 밀어내면 된다. 100% 완벽을 추구하다 보면 목표에 도달하지 못할 때 포기하기 쉽다. 상황에 따라 나쁜 것을 먹었을 때 곧바로 해독하는 습관을 들이는 것이 좋다.

해독은 절식, 물과 채소즙, 숯가루나 검은 숭늉을 이용한 방법 등이 있다. 인체는 굶는 동안 자가포식 작용이 일어나 나쁜 성분을 스스로 제거한다. 간헐적 단식으로 당뇨나 암을 해결한 사람들의 경우 몸에서 자가포식 작용이 활발하게 이루어진 것이다.

뷔페에서 맘껏 먹었다면 다음 한두 끼는 절식이나 단식하고 물만 마시는 것이 좋다. 소화기관과 대사 작용을 쉬게 해줘야 몸이 다시 힘을 낼 수 있다. 채소즙은 칼륨이 풍부해 좋지 않은 음식을 통해 섭취한 나트륨을 제거해준다. 채소즙을 먹으면 확실히 붓기가 빨리 가라앉는다. 셀러리나 케일, 양배추, 파프리카 등 당분이 적은 채소의 즙을 200mL 정도 마시는 것이 좋다.

미국이나 유럽에서는 몸에 좋지 않은 음식을 먹었을 때 주로 코코넛 껍질로 만든 차콜 캡슐charcoal capsule을 사용한다. 화학물질이나 독소 성분을 흡착해 몸 밖으로 빼내는 것이다. 이와 비슷한 효과를 내는 것이 검게 태운 누룽지로 우려낸 숭늉이다. 나무나 곡식을 태우면 탄소 구멍이 생겨 독소를 흡착한다. 과식이나 나쁜 음식을 먹었을 때 이러한 방법이 몸을 빠르게 회복시켜준다. 효소가 해야 할 해독 양을 줄여주고 신진대사에 효소를 사용할 수 있게 돕는다.

여섯째, 동물성 단백질은 최상급으로 가끔 즐겁게

단백질 신화에 길든 현대인들은 고기를 근육을 만드는 보양식으로 생각하지만, 오히려 독소가 더 많다. 소나 닭, 돼지 등은 대부분 공장식 축사에서 자라면서 사람보다 5배 이상 많은 항생제를 맞고 곡물 사료를 먹음으로써 오메가-6 지방산을 과잉 섭취한다. 염증이 많은 몸이 되기 쉬운 것이다.

이처럼 항생제 성분과 염증이 있는 동물성 단백질이 사람에게 순수 영양을 공급하기란 어렵다. 사람 몸속에 각종 노폐물을 만들고, 몸은 이를 해독하느라 효소 낭비가 심해진다.

신야 히로미는 1년에 한두 번, 품질이 아주 좋은 소고기를 소량이나마 맛있게 먹는다고 한다. 저렴한 고기를 여러 번 먹는 대신 품질 좋은 고기를 즐겁게 먹는 것이다. 고기뿐만 아니라 계란이나 생선도 좋은 환경에서 나온 것을 선택하여 먹는 것이 매우 중요하다.

단백질은 콩이나 버섯, 녹황색 채소와 과일을 통해서도 얻을 수 있다. 한창 성장기에 있는 유아가 먹는 모유의 단백질은 총칼로리의 10% 미만이라는 사실을 기억하자. 성인이 15~20%가량의 단백질을 먹을 이유가 없다. 해독해야 할 부담만 늘어난다.

사람은 질병 없이 건강하고 마음이 즐겁고 행복한 상태가 기본값이다. 효소가 풍부한 식사는 건강한 삶을 허락해준다. 병에 걸리는 것이 오히려 더 어렵다. 모든 생명체가 건강과 행복의 자유를 맘껏 누리며 사는 것이 자연의 섭리이기 때문이다.

사람은 무엇을 먹어야 할까?

사람은 대체로 잡식동물로 분류된다. 동물성 식물성 가리지 않고 다양하게 먹고 소화할 수 있으니 잡식성이라고 하는 것이다. 동물은 해부학적으로 육식동물carnivore, 잡식동물ominivore, 초식동물herbivore, 과식동물frugivore로 나누며, 곡식을 주로 먹는granivore 동물도 있다. 육식동물과 초식동물의 소화기관은 해부학적으로 명확하게 다르다.

잡식동물로 분류되는 동물은 개미부터 개, 새, 곰까지 매우 다양하다. 개의 경우, 소화기관 모습을 보면 육식 중심의 잡식동물이라 할 수 있다. 약간의 과일과 채소, 곡류를 먹긴 하지만 고기를 더 잘 소화한다. 탄수화물보다는 단백질 소화에 더 적합하다.

과일을 주식으로 먹는 원숭이나 고릴라, 침팬지, 오랑우탄은 과식동물로 분류한다. 그러나 나뭇잎과 뿌리, 견과류, 곤충 등도 먹기에 잡식도 일부 차지한다. 이 동물들은 과일 중심의 잡식성이라고 볼 수 있겠다.

이처럼 여러 동물을 잡식성에 포함한다면, 어떤 음식 위주의 잡식성인지 조금 더 자세하게 살펴볼 필요가 있다.

◦◇◦◇◦◇◦◇◦◇◦◇

육식동물의 신진대사

사자와 호랑이 같은 육식동물은 다른 동물의 동물성 단백질과 지방을 주로 먹고 대사해 에너지를 만든다. 육식동물은 고단백, 고지방 음식을 잘 소화하고 흡수하기 위한 최적의 해부학적 구조와 소화기관을 가지고 있다.

육식동물의 치아가 다른 동물과 확연하게 다른 점은 매우 날카로운 송곳니를 가지고 있다는 것이다. 사자가 사냥한 동물을 찢어 먹기 위해 송곳니를 사용하는 것을 영상을 통해 본 적 있을 것이다. 어금니는 뼈를 부수거나 고기를 가는 데 사용된다. 턱은 강한 교근과 측두근으로 무는 힘이 매우 강하다. 이처럼 육식동물의 치아와 턱은 고기를 잘 찢고 씹는 데 적당하다.

육식동물의 위장에선 pH 1~2의 매우 강한 산성 물질이 만들어진다. 위는 펩신과 강한 위산(사람의 20배)을 분비해 고기의 소화를 돕는다. 단백질을 잘 분해하고 병원균을 제거하는 데 탁월하다. 소장과 대장은 몸통의 길이인 체간의 1.5~2배 정도로 매우 짧다. 단백질을 소화 흡수한 후 대사산물을 빠르게 배출하기 위해서다. 동물성 단백질의 대사산물은 암모니아, 요산, 요소, 인돌, 스카톨 등으로 매우 유독해 장에 머무르는 시간이 짧을수록 좋다. 장이 긴 구조라면 독소가 오래 머물러 다양한 병을 유발할 수 있기 때문이다.

육식동물은 단백질만 먹어도 혈당을 적당하게 유지할 수 있다. 일부 아미노산이 포도당으로 전환되는 포도당신생합성이라는 대사 과정을 거치기 때문이다. 지방산은 미토콘드리아에서 대사해 ATP로 변환되어 저장된다. 육식동물은 사냥에 실패해 오랫동안 먹지 못해도 이 저장된 에너지로 살아간다.

◦◇◦◇◦◇ ◦◇◦◇◦◇

잡식동물의 신진대사

잡식동물은 식물성과 동물성 음식을 모두 소화하고 대사할 수 있는 해부학적 구조로 되어 있다. 개나 곰, 돼지 등 다양한 동물이 잡식동물에 속한다.

먼저 치아 구조를 보면 식물성과 동물성 음식을 가리지 않고 먹을 수 있도록 송곳니와 앞니, 어금니가 적당히 발달했다. 소화기관에서 강한 위산이 나와서 고기를 소화하지만 육식동물만큼 강한 산은 아니다. 식물도 소화할 수 있는데, 소장을 통해 단백질과 지방, 탄수화물을 흡수하고 대장에서 물과 미생물이 만들어낸 휘발성 지방산을 흡수한 다음 찌꺼기를 배출한다. 몸길이 대비 장 길이는 약 3배 정도로 초식동물과 비교하면 매우 짧다.

잡식동물인 곰은 동물성 식물성 음식을 다 먹지만, 열매나 견과류, 벌꿀을 좋아하는 종이 더 많다. 돼지는 과일, 고기, 곡식 등 다양한 음식을 가리지 않고 먹는다.

초식동물의 신진대사

소와 양, 염소 같은 초식동물은 풀을 먹고 피와 살과 에너지를 만든다. 고기를 먹지 않고도 근육질을 만들 수 있는 것은 소화와 대사 과정 덕분이다.

대표적인 초식동물인 반추동물은 위가 4개의 구획(반추위rumen, 벌집위reticulum, 겹주름위omasum, 주름위abomasum)으로 나뉘어 있으며, 섭취한 음식물을 되새김질하며 효율적으로 소화한다.

반추위는 가장 큰 위로 미생물에 의한 발효가 이루어진다. 풀에는 섬유질인 셀룰로스가 있어서 소화과정에서 휘발성 지방산VFA, 메탄, 이산화탄소가 나오는데, 휘발성 지방산은 반추동물의 주요 에너지원이다. 벌집위에서 음식물 알갱이가 더욱 미세하게 쪼개지고 큰 알갱이는 다시 반추위로 보내진다. 겹주름위에서는 소화된 영양소와 물을 흡수한다. 주름위는 다른 동물이 가진 일반적인 위의 특성과 비슷하며, 소화효소와 강한 산을 분비하여 단백질을 아미노산으로 분해한다. 위에서 만들어진 지방산과 아미노산, 당류는 소장에서 흡수하고 대장에서 노폐물을 내보낸다.

반추동물의 소화작용에는 미생물이 큰 역할을 한다. 셀룰로스를 분해하는 셀룰라아제도 미생물이 만들고 비타민 B나 비타민 K도 미생물이 합성한다. 반추동물의 근육은 미생물이 죽으면서 생성한 미생물 단백질로도 구성된다. 소화작용 시간이 길어 소장과 대장 길이는 체간 대비 약 20배로 모든 동물 중 제일 길다.

과식성 동물의 신진대사

과일을 주로 먹는 과식성 동물에는 유인원이 포함된다. 유인원 중에서도 오랑우탄과 고릴라는 과일을 선호하지만, 잎이나 곤충 등을 섭취하기도 하는 잡식성을 띤다. 반면, 일부 원숭이 종은 주로 잡식성이다. 과식성 동물은 육식, 초식, 잡식동물과 비교해 치아와 장 구조가 과일 섭취에 적합하게 발달했으며, 이를 이해하기 위해 해부학적 구조를 먼저 비교해볼 필요가 있다.

과식동물이 섭취하는 음식은 주로 과일이며, 과일을 통해서 에너지를 만들어내는 해부학적 구조는 비슷하다.

과식동물의 치아 구조는 앞니와, 앞니와 비슷한 크기의 송곳니와 어금니로 이루어져 있다. 송곳니 크기가 육식동물이나 잡식동물에 비해 현저히 작다.

◦◇◦◇◦◇ ◦◇◦◇◦◇

침샘에서 탄수화물을 소화하는 아밀라아제를 분비하고, 육식과 잡식동물에 비해 위산의 강도도 약하다. 장 길이는 체간의 약 6배 정도로 육식동물보다는 길고 초식동물보다는 짧다. 과식동물은 확실하게 육식동물과 다르며 잡식이나 초식동물에겐 없는 특징이 있다고 볼 수 있다.

침팬지는 식사의 약 50~70%를 과일로 먹고 나머지는 견과류, 채소, 나뭇잎, 나무껍질이나 곤충을 먹는다. 오랑우탄은 약 60~90%까지 과일을 먹고 과일이 풍부하지 않을 때는 채소 잎과 줄기, 뿌리 등을 먹는다. 고릴라는 과일 비중이 20% 미만이고, 나머지는 식물로 채운다.

과식성 동물이 먹는 과일은 주로 탄수화물이며, 소화기관에서 소화효소가 많이 필요하지 않아 빠르게 에너지원으로 사용된다. 과일은 침과 함께 섞여서 소화가 시작되며 소장에서 영양소로 흡수된다. 채소나 다른 식물을 먹었을 때는 장내 미생물에 의해 셀룰로스가 분해되어 부족한 영양소를 채워준다.

과일을 주식으로 하는 동물들은 근육질이 탄탄하다. 원숭이의 경우 곤충을 먹는 비율이 5% 미만이라고 하니 직접적인 단백질 섭취로 근육질이 만들어지는 것이 아님을 확인할 수 있다. 원숭이가 섭취하는 단백질 비율은 신기하게도 사람 모유에 들어있는 단백질 비율과 일치한다. 모유에는 5~7% 정도의 단백질이 함유되어 있다. 소나 고릴라처럼 풀이나 과일을 주식으로 먹어도 근육질이 되는 비결은 신진대사의 결과다.

◦◇◦◇◦◇◦◇◦◇◦◇

사람의 신진대사

사람은 잡식성으로 보지만, 살아온 환경에 따라 다르게 적응해왔기 때문에 지역마다 크게 다르다. 실제로 아시아와 유럽, 아메리카, 북극과 남극에 사는 사람들의 먹거리는 천차만별이다. 탄수화물, 단백질, 지방을 섭취하는 비율의 차이도 커서 사람이 어느 그룹에 속하는지는 늘 뜨거운 논쟁거리가 되어 왔다.

우선 사람의 해부학적 구조와 소화기관을 살펴보자.

사람의 해부학적 구조는 과식성 동물인 유인원과 가장 비슷하다. 앞니와 송곳니, 어금니로 이루어진 치아 구조는 열매와 견과류, 채소와 곡식을 먹기에 적합하고 약간의 고기를 뜯을 수 있는 정도다. 아무래도 개와 같은 잡식동물과는 사뭇 다른 치아 구조다.

침샘과 소화효소, 장의 길이도 다르다. 침에서는 탄수화물을 소화할 수 있는 아밀라아제, 위에서는 적당한 위산이 나오며, 장의 길이는 체간의 6배로 과식성 동물과 비슷하다. 초식동물과 달리 위는 1개이며, 풀만 먹어서는 몸에 필요한 에너지 전부를 만들 수 없다. 적정 단백질 섭취량은 학회나 기관마다 권고 기준이 다르지만, 최고의 슈퍼푸드라고 할 수 있는 모유의 비율로 본다면 칼로리의 10% 정도다. 이는 원숭이가 곤충으로 섭취하는 단백질의 비율과 비슷하다.

모유는 갓 태어난 유아가 먹고 성장하는 음식으로, 100g당 탄수화물은 약 7g, 단백질 1g, 지방 4g 정도의 비율로 되어 있다. 이것을 성인이 먹어야 할 음식으로 바꾸면, 과일과 콩, 견과류와 콩과 채소류와 곡식을 주로 먹고 소량의 동물성 또는 식물성 단백질을 섭취하면 된다. 성장하기 위해 단백

◦◇◦◇◦◇◦◇◦◇◦◇

질이 필요한 갓난아기보다 성인이 더 많은 단백질을 먹어야 할 이유는 없어 보인다. 건강은 영양성분 그 자체보다 자연에서 온 음식과 원활한 신진대사에 달려 있다.

우리가 자신을 객관화해서 바라보기 어려운 것처럼 먹는 음식에 대해서도 객관적이기가 어렵다. 하지만 집에서 기르는 반려동물에게 하듯 우리 몸을 대하면 어떨까? 우리는 반려동물에게 음식을 가려서 먹이며 소중하게 대한다. 반려견을 기르는 사람들은 주로 사료와 일부 건강식을 먹이고, 포도나 초콜릿, 짠 음식 등은 철저하게 배제한다.

만일 우리와 해부학적 구조가 같은 원숭이에게 10첩 한식 밥상이나 햄버거, 치킨 같은 것을 먹게 한다면, 원숭이의 건강 상태는 어떻게 될까? 강의하면서 청중들에게 이 질문을 하면 모두 한결같이 같은 대답을 한다. 건강이 나빠질 것 같다고.

효소 대사가 원활한 생활 습관

효소는 생명력과 직결된다. 세계적인 명의 신야 히로미는 효소를 '미러클 엔자임'이라며 강조한다. 음식으로 건강을 유지하는 방법을 알려주는 전문가들은 효소 식사를 직접 실천하며 환자들에게 안내한다. 이는 효소가 질병과 노화를 결정짓는 매우 중요한 단백질이기 때문이다.

소화가 안되고 비만으로 지방 대사가 잘 안되는 것도 효소가 부족하기 때문이다. 백혈구의 면역 작용도 효소가 부족할 때 쉽게 떨어진다. 세포에는 10만 개 이상의 효소가 작용한다고 주장하는 학자도 있다. 효소는 세포를 잘 재생하게 하고 몸의 항상성을 유지하게 해준다.

환자들은 대부분 체내 효소가 부족하다. 효소 부족으로 질병이 온다고 해도 과언이 아니다. 노인은 침이 잘 나오지 않지만, 성장기 어린아이는 침을 줄줄 흘린다. 건강한 삶을 기대한다면 효소가 풍부한 몸을 만드는 것이 중요하다.

가공식품과 가열 조리한 음식은 효소가 파괴되어 체내 효소를 계속 소모하게 만든다. 야생동물이 만성질환이 없는 이유는 가공식품을 먹지 않고 효소가 풍부한 자연식을 먹기 때문이다. 하루 한 끼 효소식만 실천해도 건강을 지키는 데 큰 도움을 받을 수 있다.

효소 대사가 원활한 생활 습관 1_ 하루 한 끼 신선한 음식으로 효소가 풍부한 식사를 한다

신선한 음식은 체내 소화효소와 잠재효소의 고갈을 막는다. 효소 식사법은 노화를 느리게 하고 질병을 예방한다. 하루 중 한 끼는 날것으로 신선하게 먹는다. 과일, 채소견과샐러드, 채소찜 등 과일과 채소 위주의 신선한 음식을 먹는 것이 좋다.

To do list

- 아침: 과일식사
- 채소견과샐러드 먹기
- 바쁠 때 바나나로 식사 대체

효소 대사가 원활한 생활 습관 2_ 일주일에 한 끼 또는 하루는 물만 마셔 소화기를 쉬게 한다

단식이나 절식은 자가포식 작용을 유도해 체내 독소와 세포독소를 해독한다. 한 끼 굶는 것을 두려워하지 말고 적극적으로 건강을 위해 실천한다. 일주일에 하루는 단식하는 것도 좋다.

To do list

- 일요일 아침이나 일주일 중 하루는 물만 마시기
- 일주일 중 하루는 물과 과일만 먹기

효소 대사가 원활한 생활 습관 3_ 식사 시 50번씩 꼭꼭 씹는다

효소의 낭비를 막는 좋은 식사법은 천천히 먹는 것이다. 음식을 천천히 50번 정도 씹으면, 침의 소화효소를 충분히 사용해 췌장의 피로를 줄일 수 있다. 천천히 먹는 습관은 당뇨 예방과 다이어트에도 큰 도움이 된다.

To do list

- **음식 한 숟가락을 입에 넣고 수저를 내려놓은 후 50번 꼭꼭 씹기**
- **음식의 맛과 향, 식감 등에 집중하며 먹기**

효소 대사가 원활한 생활 습관 4_ 스트레스는 효소를 고갈시킨다

사람은 질병 없이 건강하고 마음이 즐겁고 행복한 상태가 기본값이다. 효소가 풍부한 식사는 건강한 삶을 허락해준다. 모든 생명체가 스트레스 없이 건강과 행복의 자유를 맘껏 누리며 사는 것이 자연의 원칙이기 때문이다.

To do list

- **복식호흡이나 명상**
- **반신욕 또는 족욕**
- **긍정적인 마음가짐**
- **숙면**

'수많은 지원 씨'의 서늘한 눈매에 웃음과 희망이 가득하길…

근 1년 동안 한 달에 한두 번씩 저와 만나 상담한 지원 씨는 그 후 어떻게 지내고 있을까요? 네, 맞습니다. 지원 씨는 마음에 드리워져 있던 암에 대한 공포에서 마침내 벗어났습니다. 자신이 언제 암에 걸릴지 몰라 두려워하고, 또 언제 사랑하는 가족들을 암으로 잃을지 알 수 없어 극도의 무기력감을 느끼며 근심 걱정을 넘어 공포감마저 느끼던 과거와 작별하고 더는 암을 생각하지 않는 일상을 누리게 되었습니다.

지원 씨는 지난 1년 동안 암에 대해 읽고 배운 것들을 가족들에게 열심히 알려주었고, 가족들도 이제 언제 닥칠지 모를 암의 그늘에서 벗어나 생활 습관을 다잡고 활기차게 지내게 되었습니다. 지원 씨의 약간 슬픈 듯한 서늘한 눈매는 이제 장난기 어린 즐거운 모습으로 완전히 바뀌었습니다. 이만하면 엄청난 해피 엔딩이지요.

이 책 시작 부분에서 이미 다들 짐작하셨겠지만, 사실 지원 씨는 제가 만들어낸 가상의 인물입니다. 이 책을 구상하면서 건강과 질병에 대해 궁금한 점을 물어보고 대답하는 형식을 통해 제가 전하고자 하는 메시지를 더욱 간결하고 명확하게 전달할 수 있을 듯해서 지원이라는 가상의 젊은 여성을 등장시켰습니다. 책의 끝부분에서야 이렇게 밝히는 것에 독자 여러분의 양해를 구합니다.

하지만 지원 씨는 사실 실존 인물과 다름없습니다. 수많은 지원 씨들이 오늘도 '완전해독연구소'로 저를 찾아옵니다.

그분들은 자신과 가족들의 건강에 대한 고민을 거리낌 없이 털어놓고, 때로는 눈물을 보이며 자주 한숨짓습니다. 저는 늘 그분들과 그렇게 어렵고 진솔한 이야기들을 나눕니다. 세상에 건강과 생명에 관한 대화보다 더 진솔한 대화가 있을까요? 유명하고 큰 병원에서는 나눌 수 없었던, 혹은 거기서는 다 털어놓지 못한 이야기들을 제게 쏟아놓기도 합니다.

병원 치료를 받았지만 몸이 회복되지 않아 몸무게가 42kg에 불과했던 50대 남성분과 늘 식욕이 없고 소화가 잘되지 않아 37kg밖에 나가지 않던 40대 여성분이 기억납니다. 얼굴마저 살이 빠져 더욱 커진 눈으로 희망을 찾으려고 제 말에 귀 기울이는 이런 분들을 만나면 마음속에서 뭔가가 울컥하고 올라왔습니다.

사실 제가 울컥한 데는 여러 이유가 있습니다.

우리 몸의 신진대사에 관해 조금만 더 알고 있었다면 이렇게까지 어려운 상황을 겪지 않아도 됐을 텐데 하는 안타까움이 첫 번째 이유입니다. 그 안타까움이 이 책을 구상하게 된 가장 큰 동기가 되었습니다.

아울러 한 개인이 해결하기 힘든 구조적인 문제들에 대한 안타까움도 있습니다. 건강 관련 교육의 부재, 약물에 쉽게 의지하게 만드는 의료 현실, 잘못된 먹거리가 넘치는 식문화 등 우리를 둘러싼 전체적인 보건 환경이 심각합니다.

먹거리 문제는 어제오늘의 일이 아니지만, 암과 같은 만성 질환을 부르는 각종 가공식품과 정제 탄수화물, 조리법과 성분을 알 수 없는 배달 음식과 환경호르몬 문제 등 이루 열거하기도 힘이 듭니다. 물질적인 풍요에 초점을 둔 가치관은 생활방식에도 큰 영향을 미쳐 즐거워야 할 일상을 하루하루를 견뎌내야 하는 고통으로 바꾸고 말았습니다.

그렇다 보니 어디를 가나 아픈 사람들 천지입니다. 심지어는 10대 당뇨 환자가 생기고, 젊은 치매라는 말에 이어 젊은데 심한 건망증에 시달리는 이들을 일컫는 '영츠하이머(젊은 알츠하이머 환자)'라는 신조어까지 나왔습니다. 게다가 20~30대 젊은 암 환자를 치료하는 센터가 따로 있는 지경입니다. 수용 능력을 상실한 의료기관들은 환자들을 분 단위로 '프로세싱'하기에도 벅찹니다.

이제는 바뀌어야 합니다. 더는 이대로 지속되면 안 되기 때문입니다. 우리의 생각, 먹거리, 습관을 바꾸고 개선하면 당연히 우리 건강은 좋아집니다. 육체적으로는 건강과 질병에 대한 바른 지식을 가지고 스스로 좋은 생활 습관을 만들어가고, 정신적으로는 스트레스를 관리하며 마음을 평온하게 유지하면 됩니다. 이처럼 건강한 몸과 마음의 생활 습관을 하나하나 실천하면 누구나 건강한 삶을 누릴 수 있습니다. 아무도 심각한 이유로 병원을 갈 일이 없으면 좋겠습니다.

이런 일은 절대 불가능한 일이 아닙니다. 세계 5대 블루존이 최근 한 곳을 더해 여섯 곳으로 늘어났는데, 여섯 번째 블루존이 바로 싱가포르입니다. 싱가포르는 국민 건강에 초점을 맞춘 정책과 환경을 조성하여 불과 80년 만에 기대수명을 20년 연장한 세계 1위 건강 국가로 발돋움하였습니다. 2019년, 전 세계에서 기대수명이 미국보다 6년이 더 긴 84.9세로 세계 1위가 되었고 건강한 백세인은 매해 늘고 있습니다.

싱가포르 국민은 세계에서 가장 건강하고 행복한 사람들로 변해가고 있습니다. 싱가포르의 변화가 더욱 의미 있는 이유는 자연 친화적인 섬이나 숲속이 아닌 도시국가에서 일어난 일이라는 점입니다. 건강과 행복이 바른 교육과 정책, 건강한 환경 조성으로 충분히 가능함을 보여줍니다.

건강한 몸과 마음을 위한 생활 습관, 이것이 오늘도 제 작은 연구소 문을 밀고 들어오는 수많은 지원 씨와 그 가족분들에게 제가 드리는 '건강처방전'입니다. 모두가 '아프지 않고 건강한 일상'을 마음껏 누리는 세상을 꿈꾸면서 이 글을 마칩니다.

2024년 12월

완전해독연구소에서

류은경

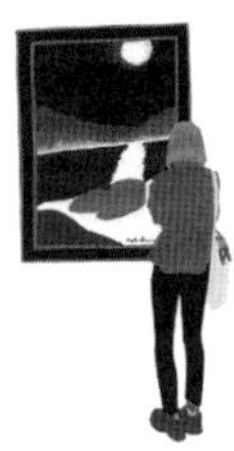

대사 식단

아침: 가벼운 식단. 과일과 약간의 견과류

점심: 든든한 식단. 식전과일, 동물성·식물성 단백질과 신선한 채소, 잡곡밥

저녁: 숙면 식단. 채소·버섯류와 필수지방산, 동치미

	아침	점심	간식	저녁
월	사과 1개, 블루베리 1컵	블루베리 반 컵, 된장국, 잡곡밥, 김, 다시마, 쌈채소, 표고버섯볶음	견과류 50g	양송이·청경채·양파·들기름(기버터)볶음, 잡곡밥, 동치미
화	사과·케일주스	사과·케일주스 반 컵, 두부양배추된장찜, 잡곡밥, 해물(새우, 오징어, 홍합 등)채소볶음, 오이·파프리카피클	견과류 50g	토마토·렌틸콩·양송이버섯·홍합스프, 동치미
수	사과 1개, 블루베리 1컵	사과 반 쪽, 수육보쌈, 다시마, 찐양배추, 잡곡밥, 쌈장, 된장국	견과류 50g	*포케: 아보카도·토마토·찐단호박·해바라기씨, 오이·파프리카피클
목	블루베리 1컵, 아보카도 1개, 오이 반 개	블루베리 반 컵, 새송이버섯·양파·렌틸콩·토마토·올리브오일볶음, 잡곡밥, 미역국, 김치	견과류 50g	표고버섯·양송이버섯·청경채찜, 기버터에 구운 윙(닭날개), 샐러드, 오이·파프리카피클
금	사과·찐당근주스	사과·찐당근주스 반 컵, 고등어·양파찜, 잡곡밥 1/2, 김치	견과류 50g	단호박·당근·양배추찜, 잡곡밥 반 공기, 동치미
토	사과 1개, 블루베리 1컵	블루베리 반 컵, 브로콜리·콜리플라워·당근·감자·오징어카레라이스, 김치	견과류 50g	새송이버섯·청경채·계란·두부부침, 동치미
일	바나나 1개, 두유 또는 주스	사과 반 쪽, 콩나물국, 새송이버섯, 새우·청경채볶음, 잡곡밥, 김, 다시마, 쌈채소, 김치	견과류 50g	포케: 단호박·브로콜리·해바라기씨·렌틸콩·강낭콩·새우샐러드, 오이·파프리카피클

*포케: 포케Poke는 하와이에서 유래한 요리로, 주로 신선한 생선이나 해산물을 깍둑썰기해 밥이나 채소와 함께 즐기는 음식입니다. 기호에 맞게 좋아하는 채소와 콩류, 계란이나 해산물 등을 넣어 덮밥이나 샐러드 형태로 먹는 건강식입니다.

*점심 식사 전 과일이나 과채주스는 식사 5~30분 전에 드시는 것이 좋습니다.

식재료 구성법

	구성
잡곡밥	귀리 10%, 서리태콩 10%, 렌틸콩 10%를 넣어 만든 잡곡밥
샐러드	양상추, 해바라기씨, 호박씨, 아몬드 등 3가지 견과류와 씨앗류, 올리브오일(또는 들기름)
샐러드드레싱	사과 반 개, 당근 30g, 레몬즙 1큰술, 올리브오일(또는 들기름) 1~2큰술, 소금과 후추 약간
기버터	우유에서 지방과 단백질을 제거한 순수지방으로 목초 먹인 소의 젖을 사용해서 만듦. 알레르기나 유당불내증을 유발하지 않음. 발연점(약 250℃)이 높아서 볶음요리에 안전함
올리브오일과 들기름	올리브오일은 들기름과 섞어서 사용 가능하며, 들기름으로 대체해도 됨
기본 양념	소금, 후추, 레몬즙, 시즈닝
바나나·아몬드·두유주스	바나나 1개 + 무가당 두유 1개 +아몬드 10알 +죽염 한 꼬집 + 물 50mL를 넣고 갈기

*아토피나 알레르기가 심한 경우, 기버터가 알레르기를 가끔 유발하기도 하니 주의해 주세요.

모유 에너지 비율식

(대사 식단의 기본 원리)

	탄수화물	단백질	지방
모유	55%	10%	35%
(1,500kcal 기준)	825kcal	150kcal	525kcal
중량	206g	37.5g	58g

여성 1,200~1,500kcal / 남성 1,500~1,800kcal

* 위 구성은 참고 수치임. 음식과 요리법에 따라 칼로리는 달라질 수 있습니다.

<참고 사항>

1. 아침 과일, 식전과일과 오이·파프리카피클, 동치미는 소화를 돕는 효소가 풍부합니다.
2. 비건, 채식주의자: 100% 식물성으로 해도 되며, 고기, 생선, 계란은 기호식품으로 드세요.
3. 고기, 생선: 1회 섭취량 50~100g 미만으로 드세요. 음식에 따라 단백질 함량이 다릅니다.
4. 점심과 저녁을 같은 메뉴로 2회 섭취해도 됩니다.
5. 과일이나 채소는 제철 과일과 채소로 변경해도 됩니다.
6. 채소는 소화 잘되는 양만큼만 드세요. 만약 가스가 차거나 설사를 하면 양을 줄이거나 익혀서 드세요.
7. 견과류는 간식으로 드세요.
8. 당뇨가 있는 분들은 아침에 채소샐러드를 추가해도 됩니다.
9. 먹을 수 있는 분량의 70~80%만 드세요. 식사할 때 50번 이상 꼭꼭 씹어드세요. 식사 시간은 30분~1시간이 좋습니다.
10. 하루 물 1.5~2L 정도 드세요. 공복에만 드시는 것이 좋습니다.
11. 질병이 심한 분들에게는 적합하지 않을 수 있습니다. 소화 잘되는 음식으로 응용해서 드세요.

식품 피라미드

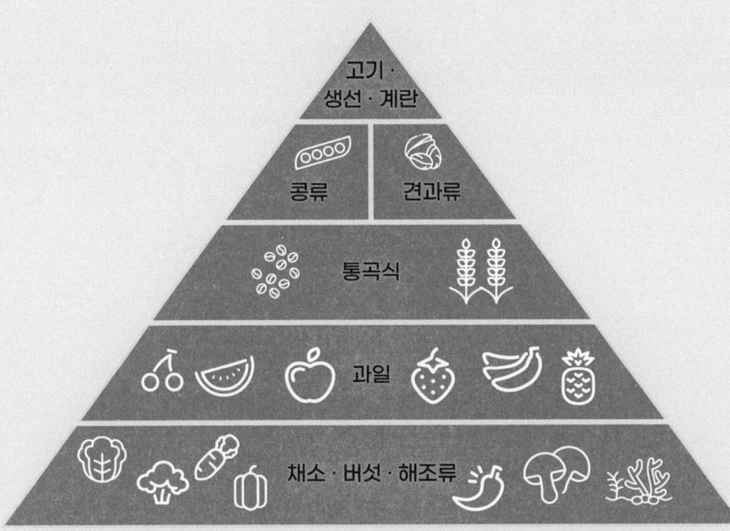

종류	비율(%)	구성	섭취량
과일류	20~30	사과, 토마토, 블루베리, 키위, 귤, 오렌지, 감, 바나나(고당도), 파인애플(고당도), 망고(고당도)	500g
채소류, 버섯류, 해조류	30~40	브로콜리, 당근, 오이, 셀러리, 배추, 양배추, 무, 파프리카, 콩나물, 숙주, 케일, 상추, 근대, 양파, 단호박, 고구마, 감자, 옥수수, 표고버섯, 새송이버섯, 양송이버섯, 느타리버섯, 김, 미역, 다시마, 곰피, 해초	200~600g
통곡식	20	현미(백미), 귀리, 퀴노아, 보리, 조, 수수	50~100g
콩류	10	강낭콩, 서리태, 렌틸콩, 병아리콩	50g
견과류, 씨앗류	10	아몬드, 호두, 잣, 피칸, 마카다미아, 해바라기씨, 호박씨, 아마씨	50g
고기·생선·계란	5~10	오리고기, 닭고기, 소고기, 돼지고기, 고등어, 연어, 새우, 오징어, 홍합	50~100g

* 양은 개인의 상황에 따라 조절 가능합니다.

참고문헌

『나를 살리는 생명 리셋』, 전홍준, 서울셀렉션, 2022

『대사치료 암을 굶겨 죽이다』, 제스 하긴스·켈리나샤 윈터스, 처음북스, 2024

『병에 걸려도 잘 사는 법』, 김영길, 서울셀렉션, 2023

『10퍼센트 인간』, 앨러나 콜렌, 시공사, 2016

『암, 더 이상 감출 수 없는 진실』, 트래비스 크리스토퍼슨, 시그마북스, 2018

『암은 대사질환이다』, 토머스 세이프리드, 한솔의학서적, 2015

『암은 병이 아니다』, 안드레아스 모리츠, 에디터, 2021

『암을 고치는 막스 거슨 식사 요법의 비밀』, 막스 거슨, 건강신문사, 2019

『암을 고치는 미국 의사들』, 수제인 소머스, 북스타, 2015

『암의 스위치를 꺼라』, 레이먼드 프랜시스, 에디터, 2017

『암의 진실』, 타이 볼링거, 토트출판사, 2017

『엔자임』, 신현재, 이채, 2005

『영거』, 새라 고트프리트, 움직이는 서재, 2017

『영 포에버』, 마크 하이먼, 세종서적, 2023

『완전 소화』, 류은경, 다산라이프, 2024

『질병의 탄생』, 홍윤철, 사이, 2014

『최강의 식물식』, 윌 벌서위츠, 청림Life, 2021

『케톤하는 몸』, 조셉 머콜라, 판미동, 2019

『퇴근 후, 한 접시 요리』, 김수진, 리얼북스, 2019

『호르몬과 건강의 비밀』, 요하네스 뷔머, 현대지성, 2020

『효소치료』, 신현재, 이채, 2010

The Blue Zones Secrets for Living Longer, Dan Buettner, National Geographic, 2023